余大夫小偏方

余应伟 ◎ 著

U0376299

吉林科学技术出版社

图书在版编目（ＣＩＰ）数据

余大夫小偏方 / 余应伟著. — 长春 ：吉林科
学技术出版社，2018.1
ISBN 978-7-5578-1779-4

Ⅰ．①余… Ⅱ．①余… Ⅲ．①土方 Ⅳ．①R289.5

中国版本图书馆CIP数据核字(2017)第006271号

余大夫小偏方
YUDAIFU XIAO PIANFANG

著	余应伟
出 版 人	李 梁
责任编辑	孟 波 端金香 宿迪超
封面设计	长春创意广告图文制作有限责任公司
制 版	长春创意广告图文制作有限责任公司
开 本	710 mm×1000 mm 1/16
字 数	320千字
印 张	20
印 数	1-6 000册
版 次	2018年1月第1版
印 次	2018年1月第1次印刷
出 版	吉林科学技术出版社
发 行	吉林科学技术出版社
地 址	长春市人民大街4646号
邮 编	130021

发行部电话/传真 0431-85635176 85651759 85635177
85651628 85652585

储运部电话 0431-86059116
编辑部电话 0431-85610611
网 址 www.jlstp.net
印 刷 吉林省创美堂印刷有限公司
书 号 ISBN 978-7-5578-1779-4
定 价 49.90元

如有印装质量问题可寄出版社调换

版权所有 翻印必究 举报电话：0431-85635186

专于一，必以成

唐代韩愈在《师说》中说："孔子曰：三人行，则必有我师。是故弟子不必不如师，师不必贤于弟子。"为师者，皆有一愿，即欲见弟子之贤于师也。今我有幸而见之，应伟为我之贤弟子也。

还记得应伟跟随我学习的时候，就特别认真。那时候无论何种病症，他都会仔细钻研，并且常常与我讨论，让作为导师的我非常欣慰。我当时想，孺子可教也，只要他这么专注下去，将来一定会获得成功。

不出所料，应伟成为了一名深受信任的好医生。近代学者王国维在《人间词话》中说："古今之成大事业、大学问者，必经过三种之境界：'昨夜西风凋碧树。独上高楼，望尽天涯路。'此第一境也；'衣带渐宽终不悔，为伊消得人憔悴。'此第二境也；'众里寻他千百度，蓦然回首，那人却在，灯火阑珊处。'此第三境也。"一个看似简单的道理，却不是人人都能领悟到的。应伟通过学与思，知与行，充分践行着王国维先生所说的做学问三种境界。特别是在2013年以"余不痛经"为名，开通微博以来，犹自躬行实践，医道渐深，美名享誉京城内外。可以说，他这么年轻，就已经寻觅到了自己的理想，自己的目标，找到了自己努力钻研的方向，并且矢志不渝。在这条救危济困的行医路上，应伟步履踏实，一步一个脚印，越走越远，攀登上一个又一个高峰。当然，在攀爬的过程中，不会一帆风顺，会有痛苦、迷惑，也要经过脱皮、破茧，反反复复。但是，只有这样，才能成就名医，就像先贤孟子所说"故天将降大任于斯人也，必先苦其心志，劳其筋骨，饿其体肤……"不仅必有超世之才，亦必有坚韧不拔之志，亦必有衣带渐宽终不悔之刻苦，才能最终走向成熟，达到理想之境。

应伟在这方面可谓是如鱼得水，钻研着自己最喜欢的工作。

多年来，应伟一直致力于在理论与实践上为广大女性朋友科学普及妇科疾病知识，尤其是在微博上，不遗余力地"传道授业解惑"。我曾经读过其中的一些文章，内容很好，写得很认真，很具体。完全从患者的角度入手，从患者的立场出发，指导性很强，简单实用，没有所谓的假、大、虚。但是微博的传播毕竟存在其局限性，为了让更多的朋友摆脱疾病的困扰，他一直觉得应该把内容扩散到更多的媒体当中去，而出版一本图书，就是能够达到这种效果的较好途径。

记得几年前，应伟就向我提过，想把诊疗医案系统归纳整理一下，为广大女性朋友写一本书，帮助她们解决影响生活的诸多疑难问题。这想法很好，我很支持他，也相信他能写好这本书，因为我知道应伟是一个有理想、有经验、有思想、有担当和负责任的人。经过几年的艰辛，而今硕果已成，在我看来这本书就是送给广大女性朋友的"饕餮大餐"。

应伟把他写好的书稿送给我看，作为老师，看到自己的学生做出成就，我很欣慰。内容非常丰富，沿用了他一贯的实用风格，每一个字都是为了解决读者具体问题而写。没有冗长的说教，文章以具体病例入手，再辅以不同情况的可能发展，并以针对性的方剂结尾，不但让读者了解疾病的病因，而且提出辨证施治的方案，切实为读者解决问题。看似简单，却麻雀虽小五脏俱全，几乎包含了每种疾病的全部内容，充分体现了一名医者的良苦用心。

多年来，我与应伟一直亦师亦友，看着他一步步成长，独当一面，创造了个人品牌，我很骄傲。我一直希望弟子都强于我，只有这样，才能够更好地将祖国的中医事业发展和延续下去，造福更多的人。

中华中医药学会副会长　李俊德

善为经纶手，乐著有用书

一日，友人余应伟大夫出所著《余大夫小偏方》医案见示，言将付之以剞劂，问序于余。辱承不弃，拜而受之。星夜携归，细细翻看，良多感慨矣。我首先想到了王充《论衡》中的话："为世用者，百篇无害；不为世用者，一章无补。"拿来比况应伟大夫之所著，则适足以当之。我认为，这是一本实用性的"为世用"之书。

京华医学渊薮，名家汇集。应伟先生以而立之龄，却早悬壶北京有年矣。擅妇科，精医道，犹能发微。患者慕名，户限为穿。报章多有推美，社会誉为良医，医界称其为"年轻的老大夫"。他迅速跻身京城中医名医之列，且渐有卓然超绝之势，委实令人肃然又欣然。掩卷思之，其有成之由，绝非偶然之幸，乃自有必然成功之道理也。

昔人云：不为良相，即为良医。良医者何？必以之诚，必精湛其技，必以济人为急务。应伟先生幼而好学，精通岐黄之术，既有济世情怀，又有济救苍生之志。应伟北中医毕业后，犹勤学不辍，孜孜以求。访请名医，拜师中医先辈。耳目所及，取精撷华。十余年来，潜心医道，不虚度流年。先后通过卫生部国家中医药管理局的医师资格考试，成就不菲。自他悬壶行医后，诊视之际，察色观毫，均能准确地详审证候，用药恰当，做到应手回春。并以其专技专术，尤其是女子痛经方面，几无不治之病，且无治而不瘥者也。未及壮年，即被目为医界老大夫。也正因此，他同时被聘为几大医院的坐堂大夫，其挂号单更是一笺难求。即使经年累月，旰衣宵食，犹应接不暇。不啻京畿，甚至临近诸省市，更有新疆、内蒙古、云南等边域患者，多乘飞机慕名来求治。

医生不同于其他职业，不能速成。若无回春妙手，学识轻浅，则等于杀人于无形。因此，为医者，必穷其医理，探其精奥，方能洞见症结，否则，仅一庸医而已。这是他发给我的微信上的话，并引用了古名医之言，曰："学不贯今古、识不通天人、才不近仙、心不近佛者，宁耕田织布取衣食耳，断不可做医以误世！医，故神圣之业，非后世读书未成，生计未就，择术而居之具也。是必慧有夙因，念有专习，穷致天人之理，精思竭虑于古今之书，而后可言医。"（明·裴一中《言医》）斯言极是，庶几可看作他的座右铭。而要想成为一代圣手，亦必专于是也。

凡天下有为之士，无不勤勉刻苦，坚韧不拔，朝斯夕斯，方能出乎其类，拔乎其萃。应伟先生虽声名鹊起，犹不敢马虎。大凡古今岐黄之书，只要有得，无不披阅。又结合自己临床经验，熔古铸今，写成心得。暇时开课讲义，传播健康理念，普惠大众。于治病方药，又知无不言，言无不尽。其所开方子，抄阅者众。《余大夫小偏方》，即是其积年思索、积年实践之结果，以心法之所得，分门别类，列为医案。并参对诸书，详以己见，终成一家之言。而此书的出版，也算是化身千万、有益众生的善举了。而医者之哲思，亦于此书，一发其凡。

更为重要的是，这本从大医学、大健康的概念出发，开卷易明，晓畅通达，不故作高深，不以时髦之语掩饰时人耳目。在实用的医方之外，尤其强调以善养为务，防患于未然，防病于未得。此亦为"医"之根本也，即预防大于医治。古代医学如此，现代医学亦如此，都是以中、晚期的治疗为末，而以早期预防、重视预防、健康教育、服务健康人生为根本旨归。本书所言之疗方，悉有根底，其经验之富，说理之明，列举之详，方法之实用，实有功于社会人生。爱美之人，讲究健康之人，怡情养生之人，一书在手，将受益不尽。

《余大夫小偏方》，明彻、客观、简单、实用，给女性提供了一个理性、开阔的健康认知平台，对困扰女性的一些根本问题，做了言之有据的透彻分析，引领女性更从容、更优雅、更有尊严地面对病痛，帮助、提升自己去打理健康，找到相对更好的健康之道，最终实现健康人生、美丽人生之终极理想。因此，这是一本极有价值的书，故我乐为之序。

著名作家　杨　府

不忘初心，方得始终

余大夫很早就约我为他的新书作序，我思来想去很久不知如何下笔。从事中医健康产业这么多年，逐渐使我认识到，世界上没有能治疗好所有疾病的大夫，不仅西医如此，中医也是如此。

想起来余大夫刚来正安的时候说想开个微博，让我帮他起个名字。那时候他全部精力还是放在治疗痛经这一块，"余不痛经"这个名字就一下子蹦了出来。于是这个就一直用到现在。其实余大夫不仅仅治疗痛经，凡是妇科所涉及的问题他都能有比较好的疗效，对各种痛症他基本上能做到针到病除。我刚开始知道余大夫的时候，约他出来聊天，在送他回家的路上，正好我腰上有个地方不舒服，就想让余大夫给针一下，本来以为要扎大腿，余大夫说："不用不用，扎肩膀就会管用。"一针下去，痛就消失了，当时我一下子就坚定了要请余大夫来正安出诊的决心。而且自从余大夫来正安出诊后，我们全家老小都找过他看病。

我一直相信病人的口碑就是大夫水平高低最直接的评价方式，所以这么多年来，正安一直有一个复诊机制。最基本的就是我们会统计每一个大夫的复诊率，每一个来正安看病的客人，我们都会知道他是初诊还是复诊。几年下来，余大夫接手的病人复诊率一直居高不下。其实这也算是正安的淘汰机制，没有病人复诊的大夫或者是复诊率很低的大夫自己会自动从正安离开。所以能在正安"混"下去的大夫，基本上都有两把刷子。余大夫在正安待了这么多年，每次只要是他出诊，正安就处于一个门庭若市的状态。大夫的疗效不言而喻。

作为正安的创始人，我在这个行业摸爬滚打这么多年，看到了很多大夫在正安进进出出，感慨良多。中医这个行业还是需要有点理想才能坚持走下去的。在国家鼓励中医发展的这个好时机，各种类似正安这样的诊所如雨后春笋般冒了出来，越来越多的大夫走出体制进入各色各样的中医诊所。这是 种好现象，但同时我也为这种现象担忧，江湖越来越鱼龙混杂，每个人初心不同目的不同，搬起石头砸自己脚的事情也经常发生。没有真本事也很难在体制外生存。人心越来越浮躁，每个人都想参与进来，真正踏踏实实搞中医为病人服务的医生不知道占多大比例。余大夫让我敬佩和欣赏的正是在这一点。他好像不怎么理会外界的纷纷扰扰，一直在用最单纯的方式在做自己的事情，作为一个已经小有成就的中医大夫，他还趁闲暇时间去找更老的大夫跟诊，自己看病的水平也日益精进，整个人也越来越谦虚低调，客人的复诊率也一直居高不下，看病的疗效也越来越好。我想，正所谓："不忘初心，方得始终"，说的就是像余大夫这样的从医者吧！

著名媒体人、正安中医创始人　梁　冬

为什么出这本书

医界有云："博涉知病，多诊识脉，屡用达药。"其意是说，只有勤求博采，反复临证，才能知晓病机；经过大量诊脉，悉心揣摩，才能辨脉体、晓脉理；反复实践和体察药物，才能通达药性，自出机杼。这既是一个中医自古以来的成功经验，也是一代年轻中医必走的成才之路。我步入杏林十余年，仅是一名中医的后学，这些年牢牢扎根于临床，作为我的行动指南和努力方向，跟师临证，勤于实践，才有了本书的经验沉淀。

我毕业于北京中医药大学，曾受业于中医骨伤大家孙树椿先生，学习中医骨伤、筋伤手法，悉心领悟"手随心转、法从手出"的技法要旨；师承首都国医名师　"中华神针"谷世喆博导，深入学习标本根结气街理论，为特定穴的精熟应用打下坚实基础；师从首都医科大学附属北京市中医院针灸科主任周德安教授，潜心研习"治病先治神，怪病必治痰"的临证要诀，灵活运用"颈四针""腰五针"以及"调气止痛"等针灸验方；随师中医外治圣手林杰老师，修习疑难病诊治技巧，领悟"从阴引阳，从阳引阴"的中医治疗观。在多年临床中，根据疾病的特点和患者体质的不同，尤擅运用针灸、汤药、正骨、推拿、刺络、脐疗、敷贴、热熨、药茶、食疗等方法，凸显治疗手法的针对性，对痛经、乳腺增生、痤疮、黄褐斑等妇科病取得了满意的疗效。鉴于，求诊的患者通过口口相传，有的甚至从外地、国外前来诊治，于是我开始着力于妇科病防治的验方研究。

在微博兴起时，我尝试着开通了微博，迄今有粉丝十余万。在繁忙的诊务之余，我针对妇科常见病，介绍一些药茶、药酒、汤煲等食疗调摄小方，以及脐敷、足浴、艾灸、按摩等外治技法。伴随着患者的日益增多，我已不能一对一地为每位寻医问药的患者回复，而且每个人体质有别，所患证型各异，许多网上问病者无法前来，难以落实望闻问切、辨证论治的宗旨。于是，为能帮到更多的患者，在诊治上能切中肯綮，我决定对妇科常见病中那些操作方便、疗效确切的外治经验进行梳理，方便患者自我调摄，这是编写本书的初衷。

　　面对现代社会的生存压力和女性自身的发展需要，越来越多的女性在工作、家庭之间。"顾此失彼"，甚至以忽视健康为代价。古人认为，女子性多脆弱，病多隐曲，加之情绪上的焦虑紧张、生活的不规律和对自己身体了解的缺乏，使妇科疾病发作的概率大大增加。女性的一生要历经青春期、成熟期、怀孕期、产褥期、更年期和老年期，每个时期都有不同的生理特点，每个时期都可能产生不同的疾病。本书从女性经、带、胎、产、乳等妇科常见病的多个方面，深入浅出地介绍养生调摄的实用方法，教大家从生活的点滴做起，如饮食、按摩、药物调理、运动养生、情志疏导等。这些方法实用简便，疗效确切，可操作性强，但愿能切实帮助大家解决一些亚健康问题，从而学会做一个内外兼修的靓女人。

余应伟

目　录

第四章
健康的乳房，让你做自信美好的女人

第五章
护好女人的"秘密花园"，做甜蜜美女人

第六章
关爱"生命的摇篮"，做美丽幸福妈妈

第七章
呵护女人"圣地"，享受幸福爱情

第八章
美容瘦身小偏方，汉方美颜让你美丽身体棒

第九章
好心情，养出美丽温柔女人

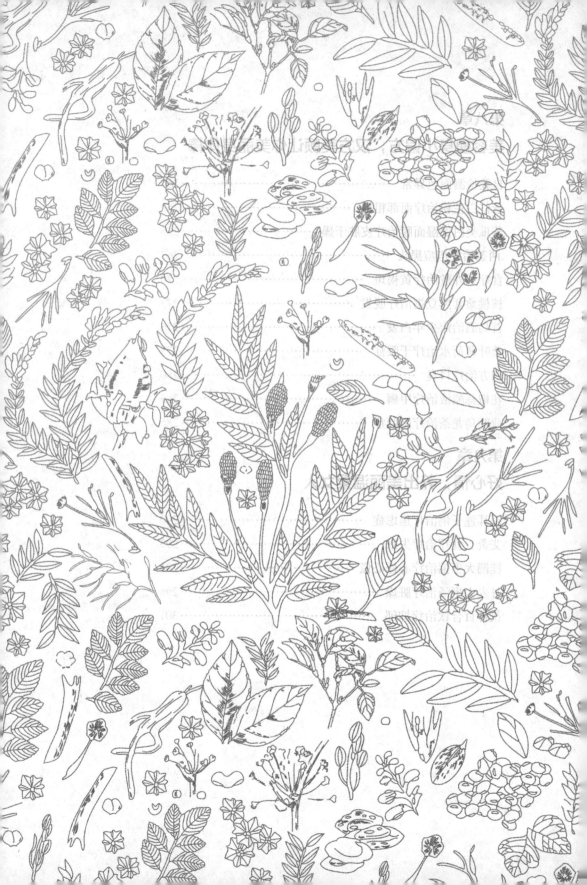

第一章

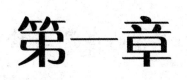

做明艳如花的女人，
首先要赶走寒湿

寒不寒早知道：寒湿的自测与诊断

俗话说"病来如山倒，病去如抽丝"，我们经常用这句话形容病发之猛烈与病愈之缓慢，这是站在病人的角度感受到的疾病来时的猝不及防。其实任何事情的发生都不是偶然的，早在事情开始的时候便埋下了必然会发生的种子，而站在医生的角度更容易看到这种必然性。所以，很多医生都会把这句话反过来说，叫做"病来如抽丝，病去如山倒"。

任何疾病的发生都是有征兆的。在中医界一直流传着这么一个故事：张仲景见王仲宣，王仲宣即东汉年间建安七子之一的王粲，仲景对王仲宣说，"君有病，四十当眉落，眉落半年而死"，然后嘱咐王仲宣要服"五石汤"。王仲宣并没有把这件事放在心上。三天后，张仲景见到王仲宣，问他是否服药，王仲宣说已服，但张仲景看他的脸色断定他并没有服药。二十年后，王仲宣果然"眉落，后一百八十七日而死，终如其言"。所以，王仲宣的眉落不是偶然现象，二十年前见到张仲景的时候就已经初露端倪，眉落的症状在他身上潜伏了二十年才发作。如果当初他信仲景所言，重视疾病的征兆与治疗，或许就不至于落到"眉落而死"的境地了。

通过上面的故事，我们知道了"防患于未然"的重要性。那么，说到寒湿，对于女性来讲，如果不祛除会产生哪些后果呢？首先就是肥胖，尤其是下半身，湿气趋下，寒湿日久，带脉松弛，中医形容其为"腰部溶溶如坐水中""腹重如带五千钱"。其次就是痛经（血为寒凝，湿气阻络，不通则痛），以及各种妇科疾病如子宫肌瘤、子宫腺肌症等的发生。最后，生产时还会由于痰湿过盛而不利于顺产。而要解决这些问题，最好是在问题初露端倪时就发现并扼制。

那么身体释放什么样的信号代表体内已经出现了寒湿呢？首先就是手脚冰凉。不要小瞧这个症状。手脚是四末，是你的身体在出现问题时为求自保首先会舍弃的部位。离心脏最远的部位就是脚，当身体能量不够的时候，首先会出现的就是脚部的发凉，很多心脏病患者最开始出现的症状就是脚部的发凉，所以一年四季脚很热的人基本上不会得心脏病。而且手脚凉与否可以作为衡量疾病是否治愈以及医生水平高低的标准，若越治手脚越凉，那足以证明你的病不仅没有被治好而且正向坏的方向发展，也足以证明这个医生在你这种疾病的治疗上水平有限。若治疗过程中手脚越来越热，那证明你身体的能量越来越足，正气越来越足，疾病正朝着有利的方向发展，即使是针对西医医生的治疗也可以用这个标准去衡量。另一个标准就是小腹部的赘肉是不是越来越多。很多女性想要苗条的身材、平坦的小腹，可是即使再怎么减肥，有时也会发现小腹部有一些赘肉非常顽固难减。其实这也是身体自保的反应，身体越来越寒凉，尤其是身体任脉走躯干前面正中，寒凉的增多使得身体会自发地运送更多的脂肪到小腹部，以保证关乎女性"经带胎产"的下焦的热量。中医说"脾主少腹"，小腹变大其实是脾虚的一个表现，脾虚绝大多数是"湿邪困脾"，因为脾喜燥恶湿，所以脾最容易被湿邪所困，其中一个明显的表现就是小腹变大。小腹部赘肉的增多也能作为一个测定寒湿的标准。

寒去"便"自通，治便秘排毒素

这个世界上很多人体验过便秘带来的痛苦，无论是年轻人还是老年人。老年人便秘一般都是由于体虚造成的，气虚无力推动大便排出，这种情况一般称为"虚秘"。大部分人尤其是年轻人体验到的是"热秘"，就是身体由于高热或者是喜食辛辣造成的大便干结，或者是由于过度减肥，油量摄入过少，导致基础代谢率降低而造成的排便次数减少，或者是长久特意憋便造成的排便次数减少，这样都会造成大肠内大便由于停留时间过久、水分减少而形成大便干结的情况。

其实还有一种便秘，中医称之为"冷秘"，顾名思义，就是由于阴寒凝结形成的便秘。若把大肠看做是河流，天寒地冻，河水凝结成冰，在这种情形下形成的便秘我们称之为"冷秘"。这种寒冷形成的便秘治疗后一般会有类似于腹泻的情况出现，不用担心，这是身体"解冻"的表现，就像身体里的冰坨子，化开后被排出去。最后一种便秘就是"湿秘"，由于身体湿气过重，造成的大便黏腻难解，大便不一定干燥但如厕时间会特别长，并且由于湿气过重，解出的大便特别粘便池，总会冲不干净。

对于广大女性来讲，更常见的便是冷秘和湿秘，这是由于各种原因导致女性身体感受寒湿而形成的。其实冷秘和湿秘的患者稍有不同，在表面上也比较容易区分。冷秘常见于青年女性，这种人一般比较爱美，身形比较苗条，即使冬天也过分追求美丽，就是我们常说的那种寒冬也不会穿秋裤的人，所以身体会或多或少地被寒邪侵袭。这种人就诊时和大夫对话过程中一般会有搓手跺脚的动作，因为她们绝大多数情况下都会手脚冰凉。而湿秘之人外形一般比较肥胖，尤其是下半身肥胖。这种人绝大多数情况下伴随着脾虚，突出表现就是身体容易在吃饭后出现困乏，并且在上午9～11点这个时间段一般会呵欠连天，严重的时候还会表现出打嗝比较困难。仔细回想一下，你是不是也有这种情况？若有这种情况出现，那证明你的身体已经出现脾虚的证候，若不注意，湿气会累积得越来越多。一般在这种情况下减肥会变得非常困难，尤其是节食减肥。

祛除身体寒湿之气，身体的大环境才会被改善，大便才会畅通无阻。进一步说，其实不仅是便秘，任何疾病的治疗需要改变的都是大环境，只有大环境改变了，才会消除邪气发展壮大的条件，身体才会清灵。举个例子，好比环境阴暗潮湿的厕所长满了苔藓，若要去除这些苔藓，光铲除这些苔藓是治不了根本的，最重要的是要给厕所通风，让风气带走阴寒湿气，这样改变了大环境，去除了阴寒湿气生长的条件才会根治苔藓问题。

那怎样才能赶走人体的寒湿之气呢？其实适量的运动真的是一个非常不错的方法。运动量的上升使一身之气循环起来，补充了身体的正气，最明显的一个结果就是手脚变得温暖，而且最重要的是锻炼了四肢和肌肉，减轻了脾脏的负担，有利于脾脏功能的自我修复。外在的运动加上内在脾脏的修复会使人体寒湿很快去除，至于便秘问题的解决那只是附带的一个结果而已。身体的整体状态都会变得越来越好，而且你会爱上运动。有研究表明，跑步时大脑会释放内啡肽，这和人快乐时大脑释放的因子是一样的，所以，跑步时会产生心情愉悦的感受。每天身上散发的都是朝气蓬勃的气息，不仅会赶走寒湿，整个人也会变得越来越健康、越来越容光焕发，肌肤会变得光滑紧实，身体会显得更年轻。这种跑采用平常的慢跑就好，速度要慢，时间宜长，身体微微出汗，会越跑越有精神。

小偏方：黑豆山药芝麻粥

【原料】黑豆20克、核桃仁10克、山药50克、黑芝麻5克。

【用法】将四味药共熬粥到豆熟烂为止。

【功效】健脾补肾，对于人体正气的恢复以及寒湿之气的祛除有着良好的效果。

要美丽，不要"冻人"，赶走湿寒

"老崔"崔健曾扯着嗓子唱过一首歌"不是我不明白，这世界变化快"，我也理解不了现代社会的让人匪夷所思的畸形审美，越来越多的人开始"露腰""露脐""露脚踝"，尤其是露脚踝这事好像还不分男女。

要知道，肚脐是人体上的一个大穴——神阙穴，风寒之邪很容易就由肚脐长驱直入，侵袭人体。于是各种痛经、不孕不育随之而来。中医讲"腰为肾之府""肾为先天之本"，经常露腰，伤到了肾，人体的体质会变得虚弱，抵抗外邪的能力随之下降。顾护人体的卫气来自下焦肾气，肾气实的人更不容易被外邪所侵袭。

"风寒湿三气杂至合而为痹"，若身体关节长年被风寒湿三气侵袭，年龄渐长以后，各种关节问题会逐一显现，尤其是类风湿性关节炎，痛感强烈，而且治疗起来非常棘手。经常会看到风湿、类风湿关节炎的病人来就诊，尤其是类风湿患者的整个手都肿胀变形，别人不得近身，一靠近他都会觉得疼，其疼痛程度可想而知。为了这种所谓的"美"付出的代价还是挺大的，端庄典雅、落落大方是一种更健康的美。

当女性在生活中出现手脚冰凉、小腹凉的情况就要警惕了。如果还伴有痛经并且月经有血块、子宫肌瘤等一些妇科问题，那就说明身体问题已经比较严重了。需要及时"止损"，以绝后患。

那如何止损呢？中医上有一味神奇的草药——艾叶，性温，无毒，灸治百病，尤其是这种由寒湿导致的一系列的妇科病。治疗方法包括艾条灸肚脐、艾叶泡脚。尤其是艾叶灸肚脐，效果堪称立竿见影，你会发现艾叶的温热之性顺着肚脐直达病所，一下子就化开了腹中寒气。常灸肚脐，你会发现手脚开始变温热，小腹也不发凉了，痛经也消除了，一系列的妇科问题也都改善了。具体用法是用艾叶120克，盐30克，先将艾叶打碎，与盐混匀，入锅内炒热，装入纱布带，趁热熨帖于少腹部（以神阙穴、气海穴、关元穴等穴为中心区域），每日2~3次，月经前后连用7日为一疗程。适用于温通血脉，暖宫祛瘀，用于寒湿凝滞引起的各种痛症，对痛经的治疗尤为见效。

若要用饮食改善，可以适当食用羊肉。一到冬天，北方人喜欢吃火锅，涮羊肉，之所以要涮羊肉，重要的原因还是羊肉性燥热，冬天一吃，会觉得通体温热，有足够的能量抵御严寒。所以体寒的女性不妨常吃一吃羊肉，喝点羊肉汤，这样体质也会慢慢改善。但需要注意的是，羊肉比较燥，晚上吃多了羊肉容易引起失眠。

当然，对于常坐办公室的白领们来说，还有一个更简便的办法，就是喝一些祛寒湿的袋泡茶。

小偏方：陈皮茯苓茶

【原料】熟普洱3克、陈皮3克、茯苓6克。

【用法】将三味药直接泡水饮用即可。

【功效】通达人体的气机，祛除人体的湿气。

每个女人身上都有驱寒良药

中医的治疗方法有很多小妙招简便易行，像艾灸就可以自己在家做，只要找对穴位，用对方法，就能起到很好的治疗和保健作用。

中医认为，男人属阳，女人属阴。相比较于男人来讲，女人的身体更容易被寒邪侵袭，造成一连串的身体疾病。尤其是青春期过后的女性，常会出现腹痛，腹痛最常见的表现就是痛经。饱受痛经折磨的女性十之八九，轻则腹痛绵绵，持续不断，重则痛如刀绞，冷汗淋漓。其很大一部分原因都和寒邪有关。而且我们在临床上发现，但凡是小时候爱吃冰棍的女性，来例假后都会有痛经的情况出现，所以不要觉得寒邪只会在例假时"兴风作浪"，其实这些都是寒邪，都是从小一点一点积累起来的。

很早前接诊过一个女性，20多岁，闭经。当时觉得20多岁闭经简直不可思议，问其原因原来是来例假当天自己并不知情，在商场逛了一天，又累又渴又热，一天之内吃了18根冰棍，自从那次之后例假就再也不来了。严重闭经，脸上明显衰老。寒邪的侵袭的确非常可怕，正所谓无孔不入。所以多渠道、多手段地驱除女性体内的寒邪势在必行。

　　有效驱除寒邪的办法最简便易行的便是艾灸。艾属九，为纯阳之数，能有效地对抗寒邪。

　　第一个大穴便是神阙穴，俗称肚脐，无论是久寒还是虚冷都可艾灸神阙穴，它是驱寒的首选穴位。艾灸时间可以略长，15分钟以上都没有问题。注意距离皮肤2～3厘米，以免烫伤。一手拿艾条，另一手可以食指中指岔开放在肚脐上，感受温度，及时调整艾条与肚脐之间的距离。这个方法尤其在给别人艾灸的时候最管用。曾经有一个女大学生，在来例假当天痛到跪在椅子上冷汗淋漓，笔者让助手给其艾灸肚脐，大概一分钟的时间，这个女生突然说不痛了，一点都不痛了。据她描述，在艾灸的时候突然感觉到有一股烟从肚脐钻进了她的小腹，就那一瞬间她所有的腹痛都消失了，整个人的精神也突然焕发了。这是我目前见过艾灸神阙穴治疗痛经最神效的一次。

　　其次还可以艾灸关元穴，它和神阙穴同属于任脉，同时又是小肠的募穴，不论是妇科疾病造成的腹痛还是胃肠道疾病造成的腹痛，都可以艾灸关元穴。关元穴在脐下三寸，身体前正中线上，找的时候可以采用同身寸法。所谓的同身寸法就是以自己体表的某些部位折定分寸，作为量取穴位的长度单位。例如自己拇指指关节的宽度为一寸；食指、中指、无名指和小指四指并拢，以中指中节横纹处为准，四指横量为三寸。同身寸只适用于个人，每个人都有自己的同身寸。关元穴就在肚脐下三寸，自己四指并拢放在肚脐下，食指和肚脐下缘对齐，小指下就是关元穴，为关藏人体元气之处，很多武侠小说称之为丹田。艾灸关元穴10分钟左右可有效地去除寒邪，缓解痛经、腹泻等一系列由寒邪造成的疾病。

　　还可以艾灸阴陵泉穴、地机穴、三阴交穴。三者同属于脾经上的穴位。中医讲"脾主少腹"，凡是腹痛、腹泻都可以艾灸这三个穴位。阴陵泉穴在"膝下内侧辅骨下陷者"，腿伸开来更好找。阴陵泉穴疼痛明显，尤其是脾虚之人，阴陵泉穴更是碰不得，脾虚严重者阴陵泉穴甚至会摁出淤青。找到阴陵泉穴就找到了地机，地机在阴陵泉穴下三寸，同身寸法可得之。三阴交穴在内踝上三寸，胫骨后方。三阴交穴是人体腿部三条阴经，即脾经、肝经和肾经的交汇点，最容易受寒邪侵袭。所以常揿三阴交穴、艾灸三阴交穴不无好处。

还有很多穴位可用以驱寒，最常见的就是上述五个，简单易操作，自己也可以给自己艾灸，比较容易找。在月经前两到三天艾灸这些穴位，每天艾灸半小时可有明显的效果，会大大减轻痛经的程度。月经期间也可正常艾灸。

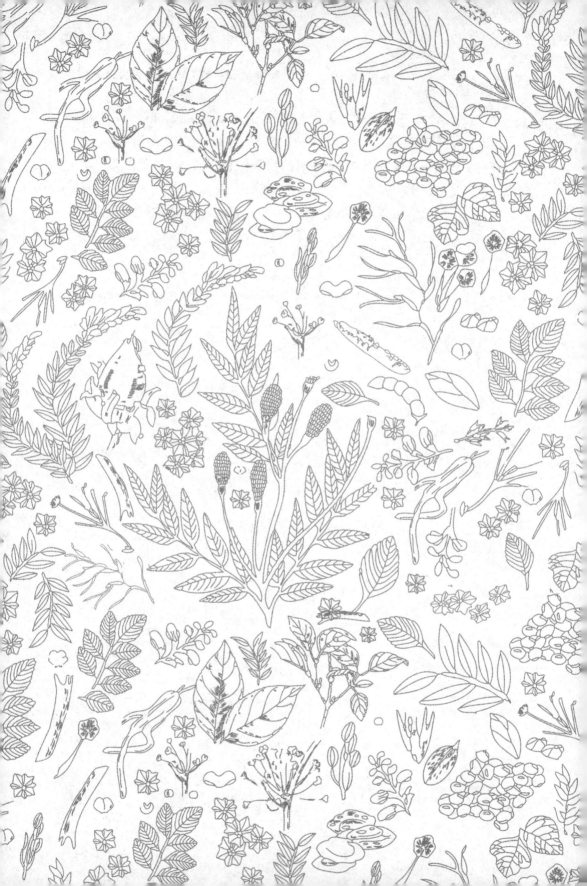

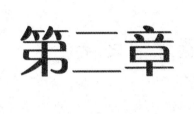

第二章

肾和气血才是女人的"美貌控制力"

好肾让女人永葆青春之美

　　肾为人的"先天之本"，肾的生理功能直接关系到冲任、子宫、胞脉等的功能，肾功能不正常可直接引发妇科疾病。

　　肾藏精，肾精包含肾阳和肾阴，肾阳作用于肾阴则产生肾气。肾气充足，人体的先天之气即充足，表现在小孩子身上就是身体抵抗力强壮，相比于一般的小朋友不容易生病，给人一种"虎头虎脑"、很结实的感觉，这是因为小孩子继承了父母的肾气，父母年轻力壮、肾气充足，这些肾气便会成为小孩子的先天之气。父母的身体强弱在怀孕那一刻开始便决定了小孩子先天体质的好坏，所以父母在孕前要做好准备，不仅是心理上的，更是身体上的，要锻炼出一个强壮的体魄，才能给孩子一个健康的身体。这里再多说一句，妇女妊娠期间是非常重要的一个时间段，为人父母不要从孩子出生才开始重视孩子的健康和教育。俗话说"让孩子赢在起跑线上"，其实，父母就是孩子的起跑线，从准备要孩子那一刻就开始了。整个妊娠期间要非常重视，父母和胎儿的互动以及父母的感情都会直接影响孩子出生后的性格甚至样貌。因为这些全部是孩子的"先天"，这些才是孩子真正的起跑线。肾精肾气的充足至关重要，尤其是妊娠期间，胎儿的体质和母亲的肾精肾气更是直接相关。

肾藏精司开合，它管一身精气的开与合。如果把一身精气看作是一个仓库，那肾就掌管着仓库的钥匙。《伤寒论》上有一方叫做桂枝加附子汤，治疗的就是感冒之后汗出如水的状态，体表水分固不住，就要在调和营卫的基础上加炮附子。猛一看上去很奇怪，为什么体表不固要加补肾的药？因为卫气出于肾，肾司开合，相对于生附子，炮附子更偏向于走表，所以把肾调节好了，体表水如流离的状态自然得到改善。但要注意的是不要看到自己有汗出异常的情况就给自己开桂枝加附子汤，还是要审求病因，在医生的帮助下处方用药。肾阴虚是指子宫、胞脉失于濡养，可导致闭经、阴痒等病症。肾阳虚是指冲任虚寒，可导致月经延后、不孕等。肾阴肾阳必须相互制约、相互协调才能维持肾正常的生理活动，如果一方虚得太久会影响到另外一方，导致肾阴阳俱虚。女性以七为数，七七四十九岁之后，也会发生肾阴阳俱虚的状况，会导致绝经前后诸证，类似于现代医学所说的更年期综合征。

肾脏主封藏，宜补不宜泻。若要补肾，可以服用五黑粥。原料：黑芝麻、黑豆、黑米、黑木耳、核桃仁。用法：五种食材各适量，淘洗干净熬粥。黑色是属于肾的颜色，服用五黑粥可使肾脏得到滋养，尤其适合体虚之人。《黄帝内经》说，肾脏"其华在发"，肾脏得到滋养以后，功能恢复正常，可看到头发会变得黑亮，属于有光泽的那种亮，而不只是乌黑。

补肾需注意方法，肾主封藏，方法错误容易造成体内垃圾的堆积。

小偏方：固元酒

【原料】枸杞子100克、当归40克、熟地黄100克、酿制酒1500克。

【用法】将前三味切碎，盛入纱布袋，置于瓷质容器中，加酒密固，每日摇动数下，经14天后开封。

【功效】适用于阴阳两虚型肾虚，表现出面色不华、形体衰弱、神疲乏力、心悸怔忡、眠差多梦、爪甲色淡等症者。

小偏方：枸杞子炒肉丝

【原料】枸杞子20克、猪里脊肉100克。

【用法】将枸杞子洗净，装入碗中上笼蒸熟待用。将猪瘦肉切成丝，入锅加植物油炒至快熟时加入蒸熟的枸杞子，再翻炒片刻即成。

【功效】适用于肾阴虚型，见腰膝酸软、头晕耳鸣、形体消瘦、足跟疼痛、失眠健忘、遗精早泄等症者。

小偏方：参芪鹌鹑蛋汤

【原料】人参15克、黄芪20克、山药25克、鹌鹑蛋10个。

【用法】将前三味水煎取汁，打入鹌鹑蛋搅匀再煮片刻。

【功效】适用于肾阳虚型，见腰膝冷痛、精神萎靡、神疲乏力、四肢不温、夜尿频多、阴部湿冷等症者。

中医把人体分为上中下三焦，肾属下焦，主生殖。中医针灸取穴除了在所在经脉取穴以外还有就近取穴，所以人体下焦腰部和小腹的穴位关乎整个肾气和生殖功能。对于体虚体寒之人，常艾灸神阙穴、关元穴、命门穴可使肾脏功能得到加强，尤其对于女性的经、带、胎、产有很好的治疗和辅助作用。尤其是痛经的女性，经常艾灸神阙穴和关元穴甚至会使痛经得到彻底的治愈。但要注意，妊娠期间不可随意艾灸，因为妊娠期间要补血大于补气才能养胎，否则容易造成胎动不安的情况，所以妊娠期间要在医师指导下进行艾灸。其中神阙就是肚脐，关元穴在肚脐下方三寸，遵从同身寸的原则，自己四横指的宽度为自身的三寸，命门穴在肚脐正后方的腰部。

俗话说："树是有根的人，人是无根的树。"肾的系统就好比人的根，肾精肾气的充足会使人体有一个很好的根本，只有根扎得深才会使养分充足，枝繁叶茂，人才会身体强壮，脑袋灵活，下一代才会有一个好的体质。

肾虚了，衰老就来了

　　医学界曾经做过一个调查，调查中国女性平均绝经年龄，得出的结果是49岁，女性大部分会出现绝经。这和《黄帝内经》上讲的不谋而合。《黄帝内经》上划分女性的生理周期以7为一个单位："二七，天癸至，月事以时下……七七，天癸竭……"这说明了两个问题：一个是《黄帝内经》的伟大性和科学性，几千年前就能对生命有这么精准的把握；第二个是人体生命的规律从古至今基本没有变，这是因为天人合一，日月星辰没有变，四季更替没有变，阴阳消长没有变，基本上就决定了人体生命的基本规律不会变。

　　天癸是什么呢？通俗来讲就是女性的月经，二七也就是14岁的时候，一般会月经来潮，等到七七也就是49岁的时候，人体基本进入绝经的阶段。月经的变化和什么相关呢？最重要的和人的肾气相关。肾气足，月经无论从色泽、血量还是人体自身感觉上都比较正常。所谓正常的月经就是来月经的时候身体不会感觉到痛。如果来月经时有不适的感觉，其实是一种不正常的现象。为什么说肾气的虚损会造成人体的老化呢？因为女子以血为本，每个月月经的来潮造成人体的新陈代谢，这是女性非常强大的一个排毒系统，它会带走体内非常多的垃圾，但是如果肾气不足月经量少或者是干脆绝经，那人体内的毒素会没有通畅的通道排掉，体内垃圾的淤积会造成人体自身细胞的氧化，人就会老得比较快。

女性49岁绝经以后月经还会有不定时的来潮现象，这属于正常现象。其实女性绝经后相当于关闭了一个排毒通道，所以这个时候一定要保持大便的通畅，因为这是另外一个排毒系统。绝经前后身体就会进行自我调节，自我调节不好的就容易出现各种更年期证候。其实女性绝经更是一种自保的反应，正是因为人体肾气虚了，没有那么多能量了，所以关闭通道以求自保，把肾精的能量都用在长养自己的身体上。

现代社会提倡以瘦为美，减肥之风盛行，可是由于各种不健康、极端的减肥方式导致有些女性在年轻的时候就绝经，这些女性会发现，从这以后她们会老得非常快。身边这样的例子比比皆是，这个时候，吃再多的胶原蛋白也是没有用的，最重要的是保养自己的肾精肾气，把虚掉的肾精肾气"补起来"，月事才会如约而至，人体才会变得年轻。

小偏方：补肾养颜粥

【原料】黑米、黑豆、黑芝麻、莲子各适量。

【用法】食材洗净，莲子去心，共熬粥。可长期服用。

【功效】补肾养血，提高身体抵抗力，使气血旺盛，养颜抗衰老。

血是气之根，气血足的女人才美

中医常讲："男子以气为本，女子以血为本。"五脏中，心主血，脾统血，肝藏血。女性的月经、妊娠、分娩、哺乳等生理活动，均以血为用。可见气血尤其是血对女性的决定性作用。

气血的运行和乳房密切相关，中医认为，乳房和肝胃二经有关，乳房为胃经所过，乳头为肝经所过。部分女性来月经之前会有乳房胀痛的感觉，因为中医认为，乳汁和经血同为气血所化，上行为乳汁，下行为月经。很多生完小孩的女性在哺乳期间是没有月经的，有的话量也比较少，由此可印证上面所说的理论。

女性本来就属阴，阳气相对男性来讲比较弱，所以很多女性一到冬天就有手脚冰凉的表现。若出现严重的手脚冰凉就属于病态表现了，这在中医上叫做"四逆"。中医经典《伤寒论》中有很多关于四逆的阐述，与之关系最密切的便是厥阴病篇的阐述："手足厥逆，脉细欲绝者，当归四逆汤主之。"这里的

"手足厥逆"便是我们常说的手脚冰凉，"脉细欲绝"意思是说连脉都快摸不到了，这是身体血虚寒凝的表现，因为血虚导致了脉管的不充盈，这个时候就要养血通脉。处方中当归便是养血的良药。生活中这种表现很常见，比如说有的女性冬天手就生冻疮，还有西医所说的末端循环不好都属于此类病证范畴。只有气血充盈才会带来源源不断的能量。

中医还讲脾胃为气血生化之源，也就是说要想气血充盈，顾护好脾胃是关键。中医还讲"脾主四肢"，可以这么理解：手脚的寒热皆和脾胃有关，不仅是手脚，包括小腹的凉热也和脾胃密切相关。因为脾经过小腹，而且手脚冰凉的女性几乎都有小腹凉的表现。所以养好脾胃，才能气血充盈，后天之本顾护好了，才会有生生不息的能量源泉。脾胃属中，属土，更是体内气血升降出入的枢纽，很多疾病的发生看似和气血直接相关，但背后的原因还是在于脾胃。脾胃升降失常，很多营养不能输送到五脏六腑甚至全身，身体的"正气"便不会充足，用现代医学的语言来说便是免疫力比较差。这样的人整体呈现一种"虚"的象，而且特别容易外感。这种外感可以用《伤寒论》上的一个方子——小建中汤。单看方名，我们就知道这是和"中"有关，和"脾胃"有关，尤其是脾，所谓"建中"便是建其"脾"气。脾气健运，恢复了运化之力，就相当于强健了人体的正气，中医讲"正气存内，邪不可干"，人体抵抗外邪的力量自然增强。可见强健脾胃对气血的重要性。

其实要想气血充盈，除了饮食及药物调理，更重要的办法是运动，这不是泛泛而谈。因为中医讲"脾主肌肉"，锻炼可以使肌肉强健，脾的功能自然会得到很好的改善。而且，脾运化水湿，脾虚之人，水湿泛溢肌肤，尤其会造成下半身的肥胖，运动之后会使体内的水湿之邪得到气化，水湿被代谢出去自然减轻了脾脏的负担。这里可以纠正一下很多人的减肥观，要想减肥，锻炼出核心力量是关键，一顿猛跑作用反而不大，所以无氧运动更有利于减肥。无氧运动会使肌肉得到锻炼，就相当于健脾，就会代谢出更多的水湿；同时，心肺功能增加，这样基础代谢率会上升，长此以往，即使在运动完以后，身体会依然源源不断地燃烧着脂肪，其实这就是有些瘦子吃很多却依然瘦的原因所在。所以，这样锻炼最大的好处就是不反弹。因为这样瘦下来改变的是体质，由易胖体质变成了基础代谢率高的瘦人体质。所以，平时观察生活便可得知，胖人更显疲惫，瘦人更有精神，其实这种精神便是气血所化。对于胖人来说，适当的运动便是补充气血的良方。

中医讲"肝藏血""肝开窍于目"，肝血不充，便会眼干眼涩，这个时候就可以补养肝血，使眼睛明眸善睐。

小偏方：佛手疏肝明目茶

【原料】佛手、玫瑰、枸杞子、绿萼梅、桑叶各适量。

【用法】将五味药用大火熬开后转小火熬15分钟。

【功效】舒肝明目，缓解眼干涩，使肝气舒畅条达。

女性的多种生理活动和气血密切相关，所以气血失调容易导致各种妇科疾病，单从血分上来说便有血热、血寒、血虚、血瘀，从气分上来讲有气虚、气滞、气逆、气陷。血热易导致月经过多、崩漏等；血寒易导致痛经、不孕等；血虚易导致月经过少、胎动不安等；血瘀易导致痛经、闭经等。气分上的问题同样可导致各种妇科疾病。而且，气血关系密切，气病可以及血，血病可以及气，结果往往导致气血同病，所以调养气血对于女性来讲尤为重要。

小偏方：归芪炖鸡

【原料】炙黄芪50克，当归20克，嫩母鸡1只，黄酒30克，味精3克，葱、姜、盐各适量。

【用法】将鸡宰杀后去净毛，剖腹除去内脏，剁爪不用，开水焯去血水，再洗净，沥干水待用。将二药装入鸡腹内，闭合剖口，姜、葱、盐布于鸡腹上，注入适量清水，文火徐徐炖制。

【功效】补气生血，适用于气血不足、头晕目眩、心悸怔忡、气短懒言等症状。

养血补阴，女人有效的"抗衰老面霜"

不知道大家有没有发现一个有趣的现象，世界上大部分戴眼镜的是黄种人，其次是白种人，最后是黑种人。作为占了黄种人绝大部分的中国人，随着社会的发展、学历的增加，戴眼镜的好像越来越多。有一个老段子是这么说的：小学老师上课提问，会说请那个戴眼镜的同学站起来回答一下；到了大学老师提问，会说请那个不戴眼镜的同学站起来回答一下。

可是，中国人明明都从小做眼保健操，为什么还是会近视呢？抛开科学调查和科学实验上基因遗传方面的数据不谈，单单从外在因素也可以找到答案。白种人和黑种人一般长得比较健硕，一看就是气血很旺盛的样子，相对来说他们也更爱运动。西方偏动，东方偏静，爱运动的白人和黑人气血运行更通畅。

其实，我们从中医的角度也可以找到答案。现代大部分人尤其是年轻人都有一个习惯，那就是熬夜。熬夜不仅会让第二天工作学习没有效率，精力不充沛，还会让人变胖，这是一个不知不觉变胖的隐藏因素。此外，熬夜还会让皮肤变差，加速衰老。很多女性睡前都会敷面膜、擦抗衰老的面霜，其实这些都不如早早睡一觉。熬夜会让人的气血虚掉，晚上11点至凌晨1点是胆经工作的时间，凌晨1点至3点是肝经工作的时间，中医讲肝藏血，开窍于目，气血虚掉拿什么养肝，拿什么濡润眼睛？之所以会眼干眼涩，那是因为血虚，是身体的肝脏藏血功能出现问题了，这个时候滴几滴滴眼液也只能缓解症状，改变不了根本问题，那些被广告商们夸大其词的产品，替代不了人体这么精密的仪器每一个脏腑协调运作生产出来的濡润眼睛的天然润眼液。

　　为什么一定要在11点之前睡觉呢？因为中医讲晚上11点至凌晨1点是胆经工作的时间。提到胆，很多人都以为它是消化系统的一部分，只不过是储存胆汁罢了，尤其是现代医学也认为胆是可以切除的。其实站在中医的角度上讲，胆不仅储存胆汁，还是排毒器官。为什么这么说？因为胆汁本身就是肝脏代谢出来的垃圾。中医认为人体里面的水99%都会被利用，当水到达肾脏的时候它并不是直接被排出，而是经过二次利用再吸收，剩下不能利用的才会送到肝脏，然后肝脏再把不能利用的水储存到胆囊，作为胆汁储存起来，参与人体的消化。为什么不吃早饭的人容易得胆结石？因为没有食物进入人体，胆汁是不会排出来的，时间长了就会形成胆结石。更可怕的是，因为胆结石而切除胆囊的人，最后肝脏代谢出来胆汁没有地方储存它，会停留在肝脏向胆囊开口的管道里，淤积日久会形成肝结石。所以，胆囊切除切不可贸然行之。

　　其实说到这里，大家应该都明白了，肝脏的正常休养才会使人体有充足的气血去濡润五官九窍、四肢百骸，胆经的正常休养才是人体抗衰老的最好的护肤品。所以，不熬夜、规律吃早餐才会有旺盛畅通的气血。

第三章

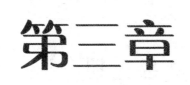

"月"来越美丽，
月经好，女人才能
花容月貌

针灸、食疗治疗月经先期

不少女孩子常常为月经提前而苦恼不已。那么，月经提前在中医里究竟是怎么回事呢？它到底严不严重？其实，月经先期是指月经比正常周期提前七天以上，有的甚至十余日，并且连续两个周期以上的症状，它也被称为"经行先期""月经超前"或"经早"。如果月经仅仅提前三五天，而且没有其他不适，那就不必担心，属于正常范围，月经偶尔提前一次也不属于月经先期。

在中医里面，月经先期以气虚、血热者为多见，常治以补气和清热之法。其中血热又有阳盛血热、郁热和虚热之分。虚者，气虚不能摄血；热者，则迫血妄行。这两者是导致月经先期的主要原因。

气虚型

素体虚弱，或劳力过度，忧思不解，饮食失节，损伤脾气，脾伤则中气虚弱，冲任不固，不能统摄经血，故月经提前而至。

主要症状是经行先期，量多，色淡，质稀。神疲肢软，心悸气短或纳少便溏，小腹空坠。舌淡苔薄润，脉细弱。

针灸：用健脾补血、安神养心之法。主穴：中脘穴、下脘穴、足三里穴、阴陵泉穴、内关穴、三阴交穴。均针刺补法，亦可用艾灸10～15分钟。

小偏方：益母草大枣瘦肉汤

【材料】益母草10克，大枣8枚，猪瘦肉200克，料酒、姜、葱、盐、味精、胡椒粉、香油各适量。

【用法】将大枣洗净，去核，猪瘦肉洗净，切块，益母草冲洗干净。锅中先放入大枣、猪瘦肉、料酒、姜、葱，加适量的清水，大火烧开，改用小火炖煮30分钟。再放入益母草，加入盐、味精、胡椒粉、香油，稍煮5分钟即成。

【功效】益母草具有活血化瘀、调经止痛的功效，对女性月经不调有较好的疗效。大枣益气养血，猪瘦肉健脾补虚，两者均是气虚患者的常用补益食物，对气虚型月经先期、月经量少、颜色淡者有很好的改善作用。

阳盛血热型

素体阳盛，或过食温燥、辛辣之品，或感受热邪，热伤冲任，迫血妄行，遂致月经提前而至。

主要症状是经行先期，量多，色深红，质黏稠。心胸烦躁，面红口干，小便短黄，大便燥结，舌红苔黄，脉数。

针灸：用清热凉血调经之法。主穴：血海穴、下脘穴、内关穴、公孙穴。留针15～20分钟，平补平泻之法。配穴：大陵穴、膈俞穴、水道穴，用平补平泻法。需较长时间治疗，才能取得效果。

小偏方：茅根藕节饮

【原料】鲜茅根30克，鲜藕节30克，白糖少许。

【用法】鲜茅根、鲜藕节分别洗净。鲜藕节切成小片。然后将茅根、藕片入锅，加适量清水煮十几分钟，去药渣留汁。把白糖放入杯中，注入药汁调匀即成。每日饮一杯。

【功效】清热凉血。凡血热妄行症见月经先期量多，色紫黏稠、心胸烦闷者，可做辅助食疗品。

郁热型

素性抑郁，或情志内伤，抑郁不乐，肝气郁结，郁久化热，热伤冲任，迫血妄行，遂致月经提前而至。

主要症状是月经提前，量或多或少，色紫红有块。胸闷胁胀，少腹乳房胀痛，心烦易怒，口苦咽干。舌红苔薄黄，脉弦数。

针灸：用疏肝解郁、理气调经之法。主穴：太冲穴、三阴交穴、章门穴。配穴：支沟穴、内关穴、中脘穴、阴陵泉穴、足三里穴。以上各穴，以泻为主，或用调节之法，留针15～20分钟。

小偏方：泽兰药茶

【原料】泽兰叶（干品）10克，绿茶1克。

【用法】将泽兰叶与绿茶一起放入杯中，用沸水冲泡，加盖。5分钟后可代茶饮用，不拘时服用。

【功效】活血通经。适用于月经提前、经血时多时少、气滞血阻、肝郁化热的患者。

虚热型

素体阴虚，或失血伤阴，产多乳众，耗损精血，或思虑过度，营阴暗耗，阴血虚少，虚热内生，热扰冲任，冲任不固，不能制约经血，遂致月经提前而至。

主要症状是经来先期量少，色红，质稠。伴两颧潮红，五心烦热，或潮热盗汗，咽干口燥，心烦不眠。舌红少苔，脉细数。

针灸：用滋阴补肾之法。主穴：肾俞穴、太溪穴、关元穴。均用补法。配穴：肺俞穴、风池穴、耳门穴。均用平补平泻法。

小偏方：黄精黑豆塘虱汤

【原料】黑豆200克，黄精50克，生地黄10克，陈皮1角，塘虱鱼1条，盐适量。

【用法】将黑豆放入锅中，不必加油，炒至豆衣裂开，用水洗净，晾干。将塘虱鱼洗净，去内脏，黄精、生地黄、陈皮分别用水洗净。锅中加入适量水，猛火煲至水滚后放入全部材料，用中火约煲至豆软熟，加盐调味即可。

【功效】生地黄可滋阴凉血，对阴虚血热妄行引起的月经先期、频发月经均有很好的疗效；黄精具有滋阴补肾、养血补虚的功效，对肝肾阴虚有很好的补益作用；塘虱鱼补虚，可治疗妇女月经不调。

艾灸、食疗治疗月经后期

月经后期通常指月经比正常周期错后七天以上，甚至四五十天一潮，而且要连续发生两个周期以上。它又称"经行后期""经水过期"或"经迟"。如果仅延后三五天，且无其他不适者，或偶见延后一次，此后仍如期来潮者，均不作后期论。

月经后期，有因血虚，有因肾虚，有因血寒，有因气郁，总不外虚实两类：虚损致冲任不充，淤滞致冲任不利，是发病的主要机理。治疗虚证以养血为主，如温经养血、健脾益气养血、补肾养血等；实证以行气活血开郁为主，采用温经活血、行气活血等。

肾虚型

先天肾气不足或房劳多产、损伤肾气、肾虚精亏、冲任不足均能导致血海不能按时满溢而成月经后期而来。此证除了有月经推迟的表现外，还兼有肾虚的表现，如经量少，色暗淡，质清稀，腰膝酸软，头晕耳鸣，带下量多质稀等。

针灸：用益精填髓、补肾调经之法。选穴为关元穴、归来穴、三阴交穴、太冲穴、太溪穴、气海穴、中极穴、肾俞穴、子宫穴。每穴悬灸10分钟，每日1次。

小偏方：五味子桂圆粥

【原料】五味子10克，桂圆肉20克，大米150克，白糖适量。

【用法】砂锅中注入适量的清水烧开，放入洗净的五味子，用小火煮约20分钟至其析出有效成分，捞出。倒入洗好的桂圆肉、大米，用勺子轻轻搅拌，用小火煮约30分钟至食材熟软。加白糖拌匀，煮至溶化即可。月经后每日1次，连服3~5天。

血虚型

体质虚弱，营血不足，或久病失血，或产育过多，耗伤阴血，或脾气虚弱，化源不足，均可导致营血亏虚、冲任不充、月经延后，此即《丹溪心法·妇人》所云"过期而来，乃是血虚"。临床除了月经推后的表现以外，还具有血虚的表现，比如经量少、色淡红、质清稀，小腹绵绵作痛，头晕眼花，面色苍白等。

针灸：采用腹针疗法穴位为主，使脾胃健运以化气血，肾气充足以通冲任，血海满盈、经血自通。选穴为中脘穴、下脘穴、气海穴、关元穴、足三里穴、太冲穴、太溪穴、中极穴、三阴交穴、次髎穴、脾俞穴、膈俞穴。留针50分钟，每日1次。

小偏方：当归参芪羊肉汤

【原料】羊肉300克，黄芪、党参、当归各25克，生姜50克、盐适量。

【用法】将羊肉、生姜洗净切块，三味药用纱布包好，一起放入砂锅内加水适量，大火煮沸后小火煮2小时，去药渣，加盐调味后吃肉喝汤。月经后每日1次，连服3~5天。

血寒型

此证型可分为虚寒和实寒两种类型。前者可由素体阳虚或久病伤阳，阳虚内寒，即《景岳全书·妇人规》中所云"惟阳气不足，则寒从内生而生化失期"者是也。后者可由经期产后，外感寒邪，或过食寒凉，寒搏于血，冲任欠通而致。症状上，实寒证为经期错后，血黯红而量少，小腹冷痛，得热则减，面色清白，肢冷畏寒；虚寒证为经期错后，色淡而量少，腹痛绵绵，喜暖喜按，头晕气短，腰酸无力，面色苍白。

针灸：皆用温经散寒之法。选穴为气海穴，气穴穴，三阴交穴、关元穴、腰阳关穴、关元俞穴。留针1小时，选取2~4穴位，于针柄上取艾条一段，套在针柄之上，距皮肤2~3厘米，再从其下端点燃施灸。

小偏方：艾叶生姜鸡蛋

【原料】艾叶9克，生姜15克，鸡蛋2个。

【用法】将艾叶、生姜、鸡蛋（带壳）放入砂锅煮熟后，剥去蛋壳，再煮片刻，去药渣，喝汤吃蛋。月经前7天，每日1剂，连服4~5天。

【功效】适用于实寒证月经过少。

小偏方：豆豉生姜煮羊肉

【原料】羊肉100克，豆豉500克，生姜15克，盐适量。

【用法】诸料加水煮至烂熟，加盐调味服用。于月经前10天开始，每日1剂，连用3~5剂。

【功效】适用于虚寒证月经过少。

气滞型

素多忧郁，气机不宣，血为气滞，运行不畅，冲任受阻，因而经期延后。临床除了月经推迟的表现以外，还伴有气滞的表现，比如经色黯红，胸胁乳房胀痛等。

针灸：使疏肝理气、补肾健脾、化生气血、充盈血海之法。选穴为神庭穴、四关穴、三阴交穴、行间穴、蠡沟穴、血海穴、地机穴、子宫穴。留针30分钟，隔5分钟运针1次。

小偏方：益母草陈皮汤

【原料】益母草50~100克，陈皮9克，鸡蛋2个。

【用法】将益母草和陈皮、鸡蛋（带壳）加水适量共煮，鸡蛋熟后剥壳，再煮片刻，去药渣吃蛋喝汤。月经前每日1次，连服4~5次。

除此之外，月经后期还可以用一些简单的推拿手法，简便易行又疗效显著。

捏脊法：患者取俯卧位，暴露脊背。采用提捏法，从长强穴捏起，沿督脉走向至大椎穴。第二遍则重点提捏脾俞穴、胃俞穴、肝俞穴、膈俞穴等穴位，6遍为施术1次，连续施术2~3次。

按摩法：医生站于患者一侧，从患者颈部沿脊椎自上而下按摩全部夹脊穴。具体操作于脊椎两侧0.5~1寸处，用腕部及大鱼际肌处沿脊椎自上而下螺旋式用力均匀按摩夹脊穴。自第一胸椎垂直按摩至第五腰椎。

上述步骤均需做5~10遍。其后嘱患者取仰卧位放松腹部，以神阙穴为中心，由内向外顺时针按摩患者腹部，力度适中，一般按摩10分钟。

捏脊与按摩背部可起到调整阴阳、运行气血、疏通经络、改善脏腑功能的作用。神阙穴为保健穴之一，近可治疗所在部位及邻近组织、器官的疾病，远可治疗本经循行所及的组织、器官、脏腑的病证，还可治疗某些疾患及全身疾病。

注意事项

不宜多吃盐：吃盐过多会使体内的盐分和水分贮量增多，在月经来潮前夕，会发生头痛、激动和易怒等症状。

不宜多食辛辣：吃饭过于辛辣，不仅上火，而且会使经量增多。

不宜饮浓茶：浓茶中咖啡因含量高，刺激神经和心血管，容易产生痛经、经期延长和经血过多。同时，茶中的鞣酸会引起缺铁性贫血。

　　不宜坐浴：经期子宫颈口微开，坐浴和盆浴很容易使污水进入子宫腔内并导致炎症。

　　不宜穿紧身裤：臀围小的紧身裤会使局部毛细血管受压，从而影响血液循环，增加会阴摩擦并造成会阴充血水肿。

　　不宜高声唱歌：月经期呼吸道黏膜和声带充血，高声唱歌或大声说话，声带肌易疲劳，会导致声音嘶哑。

　　不宜捶背、捶腰：腰背部受捶打后，会使盆腔进一步充血，引起月经过多或经期过长。

三粥一汤治疗崩漏

崩漏，又称漏下、崩中，是指妇女非周期性、非正常行经而阴道下血如崩或淋漓不尽，以月经周期紊乱，子宫出血如崩似漏为主要表现的月经类疾病。经血非时而下，并量多如注，谓之崩、崩中或经崩；淋漓不断谓之漏、漏下或经漏。崩与漏虽出血情况不同，但在发病过程中两者常互相转化，故临床多以崩漏并称。现代医学的功能性子宫出血、女性生殖器炎症、肿瘤等所出现的阴道出血，皆属崩漏范畴。崩漏是妇女月经病中较为严重复杂的一个症状，以青春期妇女、更年期妇女多见。

崩漏病因多端，病机亦错综复杂，并随病程、病势的发展而变化。但大多数观点认为，崩漏的病机多为冲任损伤，不能制约经血所致。而冲任损伤的原因又是多方面的，其多从脏腑（主要指肝脾肾三脏）功能失调和气血病变而论，可归纳为虚、热、瘀。虚者，多为冲任不足，不能固摄统血所致，病变多在脾肾。

崩漏以无周期性的阴道出血为辨证要点，临证时结合出血的量、色、质变化和全身证候辨明寒、热、虚、实。治疗应根据病情的缓急轻重、病程长短、出血的多少，遵循"急则治其标，缓则治其本"的原则，结合"塞流、澄源、复旧"的分阶段、分步骤治疗思路，出血期以止血为先，血止后可针对引起崩漏的具体原因，采用补肾、健脾、清热、理气、化淤等法，使崩漏得到根本治疗。

肾阴虚型

则虚火内炽，热伏冲任，迫血妄行。主要证候是经血非时而下，出血量少或多，淋漓不断，血色鲜红，质稠，头晕耳鸣，腰酸膝软，手足心热，颧赤唇红。

肾阳虚型

则冲任不固，血失封藏，故经乱无期，经血量多。主要证候是经血非时而下，淋漓不尽，色淡质稀，腰痛如折，畏寒肢冷，小便清长，大便溏薄，面色晦暗。

脾虚型

则冲任不固，血失统摄。主要证候是经血非时而下，量多如崩，或淋漓不断，色淡质稀，神疲体倦，气短懒言，不思饮食，四肢不温，或面浮肢肿，面色淡黄。

血热型

则热伤冲任，迫血妄行。主要证候是经血非时而下，量多如崩，或淋漓不断，血色深红，质稠，心烦少寐，渴喜冷饮，头晕面赤。

血瘀型

则瘀滞冲任，血不循经，故经血非时而下，量多或少，淋漓不断。伴血色紫黯有块，小腹疼痛拒按，舌紫黯或有瘀点。

小偏方：苎麻陈皮粥

【原料】苎麻根30克，陈皮10克，大米、大麦仁各50克，盐少许。

【用法】先煎苎麻根、陈皮，去渣取汁，后入大米及大麦仁煮粥，临熟放入盐。分作2次服，每日空腹趁热食。

【功效】有凉血、止血、安胎功效。适用于血热崩漏、妊娠胎动下血及尿血、便血等症。

小偏方：雄乌鸡粥

【原料】雄乌鸡1只，糯米100克，葱白3根，花椒、盐适量。

【用法】将鸡毛去净，除内脏，洗净切块煮烂，再入糯米及葱白、花椒、盐煮粥。每日2次，空腹食。

【功效】可益气养血，止崩安胎。适用于脾虚血亏而致的暴崩下血或淋漓不净、血色淡质薄、面色恍白或浮肿、身体倦怠、四肢不温、气短懒言等。

小偏方：川牛膝猪蹄汤

【原料】猪蹄250克，川牛膝20克，米酒20～50克。

【用法】上二味洗净入砂罐同炖至猪蹄烂熟，趁热加米酒20～50克同服。

【功效】活血祛瘀。适用于血瘀型崩漏。

小偏方：山药山萸粥

【原料】山萸肉60克，山药30克，大米100克，白糖适量。

【用法】将山萸肉、山药煎汁去渣，加入大米、白糖，煮成稀粥。

【功效】补肾敛精，调理冲任。适用于肾虚型崩漏。

崩漏患者一定要注意身体保健。要增加营养，多吃含蛋白质丰富的食物以及蔬菜和水果。在生活上劳逸结合，不参加重体力劳动和剧烈运动，睡眠要充足，精神愉快，不要在思想上产生不必要的压力。其次应用药物进行止血。药物止血的方法有两种：一种是使子宫内膜脱落干净，可注射孕酮；一种是使子宫内膜生长，可注射苯甲酸雌二醇。再用些止血药物，如云南白药、卡巴克洛、维生素K、氨甲苯酸和酚磺乙胺等，一般都可以达到治疗功血崩漏的目的。

最后要注意恢复卵巢功能，调节月经周期。一般连续服用己烯雌酚等药物，每天0.5～1克，连用20天，用药最后5天增加注射孕酮每天20毫克。一般青春期功能性子宫出血，随着年龄的增长和合理治疗，可以很快痊愈。对于有排卵性功能性子宫出血，在排卵前期注射绒毛膜促性腺激素，可望调节月经周期。

点刺致污穴治疗月经推迟

有一位月经推迟的患者，28岁，月经推迟25天。在月经推迟期间，总感觉月经第二天就会来，因为患者一直持续出现经前期综合征，全身肿胀，心情烦躁。可月经就是迟迟不来。就诊时，患者自诉最近一段时间天天加班，而且由于心情烦躁几乎每天都会和同事生闷气。当时觉得她这个问题非常好解决，就是气滞导致的血瘀，随手给她针刺了几个小穴位，包括手上的致污穴。结果还没下班就接到了患者的微信，说她在回去的路上就来月经了，可自己都不知道，还是地铁上的一位男士告诉她的，令她既羞愧又开心。因为她当时穿的还是白裙子，后面一片"血染的风采"。不过月经终于来了，她的心情也一下子豁然开朗了。

月经推迟是月经不调的一种常见类型。女性月经周期平均28天，提前或延后7天左右仍属正常范围。但是如果超出7天后还没有来月经，即为月经推迟。当然，月经推迟如果发生在育龄妇女身上，应首先排除怀孕的情况。

现代医学认为月经推迟一般原因为内分泌异常、精神因素、服用药物、慢性贫血、过度减肥、药物流产等。其中药物因素在停药两周后，月经会正常行经。

中医认为月经推迟和肾功能有关。肝肾亏损或气血运行不畅都会造成月经推迟。具体可分为以下证型。

气郁型

这类人的症状往往表现为月经延后，经量偏少，色正常或黯红有块，排出不畅。或伴有乳房胀、胸胁痛等病症。

痰阻型

这种人的症状表现为月经后延，经色淡而呈黏液状，经行前后白带较多。伴有形体肥胖，舌体胖、有齿痕、苔白腻等病症。针对这种症状，健脾化痰是治疗关键。

血虚型

这类人的症状表现为月经延后，量少，色淡，质稀。这时候补养气血是关键。

肾虚型

这类人经期后延，经量少而质薄，经色黑或黯淡。伴有腰骶酸痛，或有头晕耳鸣等症。

平时有月经推迟的女性，在排除怀孕、药物等因素后，在放松精神的同时，可以自己动手用牙签点刺手上的致污穴，外加按揉脚上的太冲穴。致污穴针对各种原因导致的月经推迟都可治疗，常常有奇效。太冲穴在中医上又被称为消气穴，爱生闷气的人平时可多按揉太冲穴，不论男女，都可运用，效果很神奇。

仙鹤三七茶治疗月经淋漓

两个月前，门诊上来了一位月经淋漓的患者，自诉月经已经来了15天，还没干净。患者说她的月经已经好几次都这样了，一般表现为前7天正常，7天以后为少量渗出，一直持续到半个月，有时甚至会延续到下一次月经周期。当时诊断为脾不统血，开了一些健脾补血的中药，另外嘱咐患者配合食疗方子。两个月后，患者微信告知，以前长时期的月经淋漓已经得到了完全的好转。

月经淋漓不休，临床称为经期延长，表现为月经周期基本正常，经行持续时间超过7天，甚至淋漓不净达半月之久。经期延长一般都会月月反复，有规律可循。月经淋漓不同于崩漏，月经淋漓的月经周期有规律，经行时间虽长但能自止，一般不超过半个月；崩漏者月经周期紊乱每次阴道流血持续时间不定。

现代医学认为，血小板减少性紫癜、再生障碍性贫血、慢性子宫肥大症、子宫肌瘤、子宫功能失调性出血、子宫内膜异位症、放置节育器都易引起经期过长。

中医认为，经期延长一般有以下三个原因：首先是血瘀，情志内伤，肝气郁结，气滞而血瘀，或经行产后胞脉血行瘀结致经期延长。其次是血热，多产房劳或久病耗伤阴血，阴虚生内热，经血失于约制，则经行日久不净。最后是气虚，脾胃虚弱或病久未复，气虚血失统摄，充任虚损不能约束经血，以致经行延长日久。

血瘀型

主要表现为经行持续时间延长，经色紫黯有块，经行滞涩不畅，在舌象上表现为舌紫黯有瘀斑。

血热型

主要表现为经行持续时间日久，量不多，质稠。这种证型的人一般形体比较消瘦。

气虚型

主要表现为经期延长，经血量多，色淡红，质清稀。此种证型的患者平时即感觉疲乏无力，气短懒言，动则头晕眼花。这种人一般日常生活中就一副体弱多病的样子，典型人物可参考林黛玉。

月经淋漓不净可选择中药辨证治疗，有较好的疗效，既可调整月经，又可恢复脏腑气血阴阳的平衡。

小偏方：仙鹤三七茶

【原料】仙鹤草30克，参三七1.5克，乌梅10克。

【用法】仙鹤草、乌梅放入砂锅中加清水煮沸，开锅后改文火再煮10分钟，滤去药渣，用药液冲服三七粉。每日2次。

【功效】化淤止血，三七味苦、性甘味温，入肝胃经，具有止血不留瘀的特点。此方针对血瘀型淋漓尤为适用。

百合地黄汤治疗经间期出血

两次月经期间出血简称经间期出血。一般表现为：两次月经中间出现规律的阴道出血，其出血量少于月经量，持续3~5天，呈周期性发作。

经间期出血相当于现代医学的"排卵期"出血，由于卵泡成熟排卵后，雌激素水平会出现明显下降，个别女性因此时较低的雌激素水平不能维持子宫内膜生长，引起子宫内膜局部脱落，从而发生少量突破性出血，但一般情况下，排卵后随着黄体的形成，黄体分泌雌、孕激素，会很快修复子宫内膜并使子宫内膜朝增生期变化，内膜得以增厚修复而出血停止。排卵期出血一般是偶尔发生，出血量少，可以不予处理。对有持续排卵期出血的女性，因发生在排卵期，通常会干扰受孕，需要进行相应的治疗。

中医认为经间期的气血阴阳变化是有规律的，月经的来潮，标志着旧周期的结束，新周期的开始。月经排出后，血海空虚，阴精不足，随着月经周期演变，阴血渐增，精血充盛。精化为气，阴转为阳，标志着排卵的到来，这是月经周期中的一个重要转化。若体内阴阳调节功能正常，则能迅速适应，而无异常表现；倘若肾阴不足，或由湿热内蕴，或瘀阻胞络，易血溢于外，则酿成经间期出血。

肾阴虚型

阳气内动，损伤阴络，冲任不固，因而出血。此种证型一般伴有头晕腰酸、五心烦热。

湿热型

湿邪下注，蕴而生热，热伤冲任，故经间期出血。湿热导致经间期出血主要表现为血色深红，质黏腻，伴随症状表现为四肢倦怠，平时带下量多，色黄，质黏腻。

血瘀型

瘀阻胞络，瘀而损伤冲任，以致出血。血瘀导致经间期出血主要表现为血色紫黑，少腹两侧胀痛或刺痛，此种证型最典型的表现即是舌象，舌象一般为舌质黯红或有紫斑。

本病的治疗以滋肾养血为主，兼热者清之，兼湿者除之，兼瘀者化之。

小偏方：百合地黄汤

【原料】百合、熟地黄各50克，鸡蛋2个，蜜糖适量。

【用法】将百合、熟地黄洗净。将鸡蛋煮熟，捞出，去壳备用。将以上全部用料放入炖盅内，加清水适量，大火煮开后，改小火煲1个小时，加入少许蜜糖即可。

【功效】熟地黄具有滋阴补肾、补肝养血的功效，百合可滋阴生津、养心安神，鸡蛋能健脾补气，三者搭配同食，对肾虚型经间期出血，伴有腰膝酸痛、潮热盗汗、五心烦热等症者均有疗效。

经间期出血反复发作、病情缠绵则易导致崩漏。所以出血期间应保持适当休息，避免过度劳累和紧张情绪，保持外阴卫生，可用碘伏冲洗外阴，保持局部清洁，注意性生活卫生防止感染。饮食应注意清淡，忌滋腻辛燥食物。还应注意调节情绪，加强体质锻炼，保持心情舒畅。

猪腰核桃汤治疗闭经

有一位"闭经"的女性患者，42岁，自诉月经非常不正常，有时候三五个月来一次，有时候半年。患者感觉自己还不到闭经的年龄，就出现闭经的现象，担心自己早更，感觉很焦虑，遂前来就诊。当时把脉后感觉应该不是正常性的闭经，主要是肾虚的问题，肾太虚了达不到"水满则溢"的状态，于是开了补肾的方子。半个月后患者联系我，说自己的月经终于恢复正常了，感觉很开心，因为这么多年都没有这么正常过。

闭经有原发、继发之分。原发性闭经指女子年龄超过16岁，无月经来潮，主要见于无子宫等。继发性闭经指月经周期建立后，在正常绝经年龄前，月经停止来潮6个月以上者。妇女因妊娠、哺乳，或进入更年期，月经停闭不行，为生理性停经，属于正常生理现象，不属病态。初潮少女，两年内月经偶尔停闭不行，无其他不适，亦不必治疗，随生殖功能的发育成熟，月经将自然复常。

月经的种类除了每月经行一次的常见状态外，还存在着两种"非常态"，那就是避年和暗经，此二者也是正常现象，不属闭经范畴。避年者月经一年一行，可正常生育。暗经者终身不行经而能孕育。这两种状态的女性也可以说很幸运，不会遭受每月的不适，还能正常孕育，关键是节省了多少"姨妈巾"啊！每月遭受痛经折磨的女性若是知道还有避年和暗经之事，可能会"哭晕在厕所"吧。

现代医学认为造成闭经的最主要原因就是精神刺激。情绪的改变，如学习工作生活的压力、烦闷抑郁、过度紧张、重大的精神刺激等，会导致促性腺激素释放激素分泌异常，从而导致月经紊乱甚至闭经。

各种妇科病以及长期服用避孕药也会导致闭经的产生。此外，由于饮食不当等原因引起的营养缺乏，如盲目瘦身，使食物中的蛋白质、脂类、维生素摄入不足，都会引起闭经。

中医认为闭经病因病机较复杂，主要责之于精血不足或冲任胞脉被阻两大类。前者为虚，后者属实。

虚者，首先，肝肾亏虚导致闭经，先天不足，肾气未盛，或后天房劳多产导致冲任亏损则闭经不行。其次，气血亏虚导致闭经，"思则气结""思则伤脾"，这里的"思"可简单地理解为"想太多"，脾胃损伤，血化无源，血海空虚则变为闭经。最后，阴虚血燥导致闭经，过食辛热温燥之品，煎灼津液导致血枯经闭。

实者，首先，血瘀气滞导致闭经，外感风冷寒湿，内伤寒凉，血因寒凝。其次，痰湿阻滞导致闭经。

中医治疗先分虚实。一般来说，年逾16岁尚未行经，或由月经后期渐至闭经，并伴有其他虚象的，多属虚证。如既往月经尚属正常而突然闭经，并伴有其他实象的，多为实证。临床治疗以"通"为大法，虚者补而通之，实者泻而通之。

小偏方：猪腰核桃汤

【原料】猪腰1对，杜仲30克，核桃仁30克。

【用法】猪腰去白筋，与杜仲、核桃仁同放砂锅，加水500毫升煮熟，去杜仲，食猪腰、核桃仁，喝汤。每日1次。

【功效】温肾填精，用于肝肾亏虚型闭经。

　　闭经者影响生育，若闭经时间较短，或因营养不良、生活环境变迁、情志内伤导致功能失调性闭经，积极治疗多在短期内可治愈。若闭经时间较长，则不易恢复月经周期。平时应坚持平衡饮食，防止人工流产、引产、刮宫等损伤。避免产后大失血，坚持月经期、产褥期的卫生保健。

多种食方治疗痛经

两年前，门诊上接待了一名大三女生，小女生在天津上大学，常年饱受痛经的折磨。患者自诉从小父母是开餐馆的，非常忙，没有时间管她，她一哭闹父母就会给她一个冰棍吃，小时候不觉得怎么样，到了青春期来月经的时候，身体开始出现极大的反应，每次来月经患者都会上吐下泻，甚至要打哌替啶，以至于每次来月经之前都会精神紧张。在微博上知道了"余不痛经"之后，决定一定要来找我看，即使天津北京来回跑也没关系，誓要把痛经给治疗好。当时按照她的情况给她开了一个月的方子，后期在原方的基础上稍微做了调整，又让她服用了一个月，前后治疗两个月后，患者痛经的问题基本得到解决。后期嘱咐她注意少吃冰棍，配合喝一些暖宫茶。

据文献报道，全球约80%的女性有不同程度的经期腹痛，我国女性的发病率在30%左右。经期腹痛是指月经期间及月经前后出现明显下腹部痉挛性疼痛、坠胀或腰酸痛等病态。现代医学认为月经是伴随卵巢周期性变化而出现的子宫内膜周期性脱落及出血。下腹部疼痛是其主要症状，严重疼痛可牵涉至腰骶、外阴、肛门等部位，或伴有恶心、呕吐、坐卧不宁、面色苍白、冷汗淋漓、四肢厥冷等全身症状。

中医认为，经期腹痛主要是由于"不通则痛"或"不荣则痛"，有虚实之分：虚证多为气血虚弱、肝肾亏损，痛在经后，隐隐作痛，喜揉喜按；实证多为气滞血瘀、寒湿凝滞或湿热下注等，痛在经前，痛胀俱甚，拒按。治疗方法以通调气血为主。

气滞血瘀型

此证患者多情志抑郁，肝郁气滞。表现为经前或经期下腹胀痛，拒按，经量少，色紫黯有块，块下痛减，伴胁痛、乳房作胀。

寒湿凝滞型

此证患者多因经期感寒，表现为经前或经期小腹冷痛，得热痛减。

湿热瘀阻型

此证患者表现为经前、经期小腹胀痛或疼痛，有灼热感，经血量多、经期延长质稠或夹较多黏液；带下量多，色黄质黏有臭味。一般看舌苔可判断。此类患者舌红，苔黄腻。

气血虚弱型

此证患者素体气血亏虚。表现为经期或经净后小腹隐隐作痛，月经量少，色淡，质薄，神疲乏力，面色萎黄。

肝肾亏虚型

此证患者素体虚弱，肝肾不足，或多产房劳。表现为经后小腹隐痛，经来色淡，量少，腰膝酸软，头晕耳鸣。

出现经期腹痛的患者，排除器质性病变等因素后，应调养情志，注意经期卫生及产后保健。

小偏方:姜桂红糖饮

【原料】姜丝10克,肉桂3克,大米30克,大枣2枚,红糖适量。

【用法】水煎服。一般以行经前3~5天为一疗程,分早晚温热服用。

【功效】经期腹痛,经期疼痛明显时亦可饮。

此方可温经散寒、理气通经、活血止痛。生姜性热,可散寒暖胃;肉桂可补元阳,暖脾胃,除积冷,通血脉;红糖性温、味甘、入脾,具有益气补血、健脾暖胃、缓中止痛、活血化瘀的作用。三药合用,可以温煦气血、暖胞宫,有效地缓解经期腹痛,对于气血虚弱和由寒邪导致的痛经非常适用。

小偏方:玫瑰茶饮

【原料】月季花10克,玫瑰花6克,陈皮6克,红糖适量。

【用法】前三味用沸水冲泡,加入红糖饮用。

【功效】适用于气滞血瘀型,疏肝理气,化淤止痛。

小偏方:山楂肉桂红糖饮

【原料】干山楂15克,肉桂5克,红糖30克。

【用法】将干山楂、肉桂放入砂锅,加入清水煎汁,加入红糖,调匀即可饮用。

【功效】适用于寒湿凝滞型,温经驱寒,调经止痛。

小偏方:车前小豆大米粥

【原料】赤小豆30克,桑白皮15克,益母草20克,车前草30克,大米60克。

【用法】将桑白皮、益母草、车前草加水煎取汁,加入大米、赤小豆煮粥。作餐食用,每日两次。

【功效】适用于寒湿凝滞型兼有湿邪为患,清热利湿,活血止痛。

小偏方：山萸羊肉汤

【原料】怀山药30克，山萸肉10克，当归15克，金毛狗脊15克，羊肉500克。

【用法】前四味加入清水，同羊肉一起炖烂即可。用法：吃肉喝汤。

【功效】适用于肝肾亏虚型，补肾填精，养血止痛。

两藕方治疗经断复来

经断复来，又名倒经，俗称倒开花，指妇人月经已断一年以上而又见经血的病证。若无其他不适者为营血有余。本病相当于西医学的绝经后出血。若由生殖道恶性病变引起者，预后不良，应给予足够的重视。

本病首辨良恶。经检查确定非生殖器器质性恶性病变所致的患者，临床辨证多首在注意了解经断而复行阴道出血的量、色、质，特别是血色、血质的有关情况，结合全身症状及舌、脉征，并联系患者的体质因素进行综合分析。

女性进入绝经期，月经不再来潮。如果停经一年以上又发生阴道出血，常常是产生疾病的早期信号。绝经后阴道出血，最为常见的部位是外阴、阴道和子宫。其中最为多见的是子宫出血，而且也最为复杂。及时找出绝经后阴道出血的原因，是正确处理该类疾病的关键。阴道出血不是一个孤立的症状，而是一种疾病，甚至是多种疾病的一个外在表现。通过症状了解疾病，通过外在表现认识疾病，在许多疾病中都是可以办到的。

注意阴道流血及分泌物性质，有无大量浆液性、脓性或米汤样恶臭白带，或脓样血样物。宫颈是否光滑，有无糜烂、菜花样，凹陷性溃疡或息肉样赘生物等，子宫体是否萎缩，有无增大或结节、压痛等，附件有无包块，压痛等。绝经两年以上，生殖器有不同程度萎缩，宫颈口有血液或血性分泌物，无臭味，说明出血来自宫腔，且多为良性病；宫颈有改变，且有大量排液，或脓血样分泌物，有恶臭味，应注意排除子宫颈癌；子宫增大无压痛且出血反复发作，应注意子宫肉瘤、子宫内膜癌等恶性病变；附件有包块，则可能为卵巢颗粒细胞瘤或卵泡膜细胞瘤；腹部肿瘤伴腹水者多为恶性病变；晚期恶性肿瘤可伴恶液质状态。

妇女49岁前后，肾气虚，天癸竭，太冲衰少，地道不通，故经水断绝。若素体气阴两虚，邪气内伏，致冲任不固，则可发生本病。常见的分型有气虚、阴虚、血热和血瘀。虚者补之，热者清之，注重补肾扶脾、养血清热是治疗老年经断复行的主要方法。在谨守病机的同时，宜针对本病阴道出血的主证，在出血期加相应固冲、安冲止血之品标本同治，以期获取较好临床疗效。

气虚：素体中气不足，复加劳力过度，损伤中气，气虚冲任不固，血失统摄，致经断复来。症状是自然绝经在两年以上，经水复来，血量较多，色淡质稀，小腹空坠，神疲乏力，气短懒言，面色㿠白，舌淡红，苔薄白，脉缓弱。

阴虚：早婚多产，阴血本亏，复加房事不节，更伤肾精，或老年忧思过度，耗损营阴，阴虚内热，热扰冲任，迫血妄行，致经断复来。证候是自然绝经两年以上，经水复来，量不多，色鲜红，五心烦热，两颧潮红，夜睡不宁，咽干口燥，阴中干涩或灼热疼痛，皮肤或外阴瘙痒，大便燥结，舌红，苔少，脉细数。

血热：素体阳盛，或过食温燥之品，燥热内蕴，或感受热邪，或怒动肝火，火热损伤冲任，迫血妄行，致经断复来。症状是自然绝经两年以上，经水复来，色深红，质稠，带下增多，色黄，有臭味，口苦口干，小便短赤，大便秘结，舌红，苔黄，脉弦滑。

血瘀：老年体虚，气血运行不畅，复加情志内伤，肝气郁结，气滞血瘀，瘀留冲任，新血误行，致经断复来。症状是自然绝经两年以上，经水复来，血色紫黯有块，量多少不一，小腹疼痛拒按，或胞中有症块，舌紫黯，脉弦涩或涩而有力。

小偏方：木耳炖藕节

【原料】黑木耳（泡发）30~50克、冰糖各15克，藕节30克，猪瘦肉末100克。

【用法】上四味共加水1升炖熟食。每日1剂，分2次服。

【功效】主治肝肾阴虚型经断复来。

小偏方：三七藕蛋羹

【原料】三七粉5克，鸡蛋1个，鲜莲藕250克，盐适量。

【用法】前两味调成糊，鲜莲藕切碎，绞汁（约30毫升），加水30毫升，煮沸后入三七粉蛋糊，加盐即可。每日1次。

【功效】主治瘀热型经断复来。

　　人们普遍认为绝经后出血大多与子宫的恶性肿瘤有关。事实上，由子宫内膜肿瘤刺激引起子宫出血的发病率固然较高，但通常遇到的绝经后出血毕竟以非肿瘤所致为多。大多数绝经后出血还是属于功能性子宫出血（简称功血）。随着妇女年龄增高，体内雌激素水平下降以致绝经。但并不是所有绝经后妇女雌激素水平都降低，部分人甚至出现雌激素的相对过剩，从而引起了绝经后出血。雌激素过剩往往是由于绝经后妇女性腺外的内源性雌激素产生过多或不恰当地使用雌激素所致。因而，对具体情况要具体分析，不可一概而论。如果发现绝经后出血，既不可盲目恐惧，也不可掉以轻心，应及早去妇科检查，明确病因后对症治疗。

一粥一菜治疗经断前后诸证

妇女一般在49岁左右月经终止，称为"经断"，亦称"绝经"。在断经前后可出现经期紊乱，头晕耳鸣，烦躁易怒，心悸失眠，轰热汗出，五心烦热，甚则情志失常，或浮肿便溏，腰酸骨楚，倦怠乏力。这些症状往往三三两两出现，称为"经断前后诸证"，也称"更年期综合征"。此种症状常持续1~2年，轻者每可不药而愈，若症状明显者，则应予治疗。

更年期妇女指45~55岁这段年龄期的妇女，这一阶段标志着成年期的结束，并向老年阶段的过渡。更年期综合征并非妇女所特有，只不过男子此期出现较晚，且多数无明显症状，在不知不觉之中度过。由于此期女子下丘脑-垂体-卵巢轴的功能逐步衰退，体内不稳定状态极易产生躯体及心理上的不适应，此期各种家庭社会问题又极易对妇女身心造成巨大的压力，如下岗、子女升学、就业问题、爱人外遇、婆媳关系不和、躯体其他疾病等等，往往在更年期发生致病作用，使自主神经兴奋或抑制过度而更进一步发生紊乱，故出现一系列生理心理症状。如月经紊乱（月经频至、稀发、先后不定期或崩漏等）、头痛、头昏、耳鸣、失眠多梦、心悸、胸闷气短、倦怠乏力、四肢麻木、潮热汗出、浮肿便溏、焦虑、恐惧烦躁、抑郁偏执等。

中医对经断前后诸证没有系统的论述，而是分散在"崩漏""汗证""不寐""健忘""脏躁""骨痹""腰痛""骨痿"等病的论述中。尽管论述分散，但总的病机均围绕"肾虚"而言，这与妇女的生理特点有关，所谓"女子七岁，肾气盛，齿更发长；二七而天癸至，任脉通，太冲脉盛，月事以时下，故有子……七七任脉虚，太冲脉衰少，天癸竭，地道不通，故形坏而无子也"（《素问》）。

随着年龄的增长，妇女的肾气由盛渐衰而至竭，冲任亏损，天癸渐绝，肾之阴阳失调。由于肾阴肾阳是机体阴阳之根，其一旦出现不足，必致全身脏腑经络失于滋养、温煦而功能失调，故"肾虚"为该病之本。"五脏之真，惟肾为根"（《医贯》），"五脏之伤，穷必及肾"（《景岳全书》）。肾阴亏虚，水不涵木，肝阳上亢则见潮热汗出，头晕目眩。肾阴不足，肾水不能上济心火，心火上炎，心肾不交而心悸失眠，心烦汗出。肾阳虚衰，火不生土，脾失温煦，则出现脾肾两虚，腰酸冷痛。肾虚肝郁而情绪抑郁，烦躁易怒。由此可见，绝经前后诸证，证候复杂，在"肾虚"的基础上常累及多个脏腑。

纵观绝经前后诸证的各种症状，可以分成四大部分：月经紊乱，而成"崩漏"之证；情志的异常，出现"不寐""健忘""脏躁"等证候群；体液的变化，以致常汗出，而成"汗证"；骨质的改变，以致"骨痹""腰痛""骨痿"等证候。

肝肾阴虚经断前后诸证：肾精亏虚，水不涵木，浮阳失于潜藏。证见头晕耳鸣，烦躁易怒，轰热汗出，五心烦热，心悸不安，腰膝酸软，经来量多，或漏下淋漓，口干便结，舌红少苔，脉细数。治宜滋肾柔肝，育阴潜阳。

脾肾阳虚经断前后诸证：肾阳虚衰，命火不足，上不能温脾阳，下不能暖膀胱，以致阳虚内寒。证见面色晦暗，精神萎靡，形寒肢冷，腰酸如折，纳少便溏，面浮肢肿，腹胀尿频甚或失禁，白带清稀量多，舌淡苔薄，脉沉细无力。治宜温肾扶阳。

小偏方：枸杞肉丝冬

【原料】枸杞、冬笋丝各30克，猪瘦肉丝100克，猪油、盐、味精、酱油、淀粉各适量。

【用法】炒锅放入猪油烧热，投入猪瘦肉丝和冬笋丝炒至熟，放入其他佐料即成。每日1次。

【功效】适用于头目昏眩、心烦易怒、经血量多、面色晦暗、手足心热等。

小偏方：合欢花粥

【原料】合欢花干品30克或鲜品50克，大米50克，红糖适量。

【用法】将合欢花、大米、红糖同放锅内加水500毫升，用文火煮至粥熟即可。每晚睡前1小时空腹温热食用。

【功效】安神解郁，活血悦颜，利水消肿。适用于更年期易怒忧郁、虚烦不安、健忘失眠等症。

更年期妇女对于经断诸证，更要调整好自己的心态，正确认识自己的生理变化，解除不必要的思想负担，避免不良的精神刺激，遇事不怒。心中若有不快，可与亲朋倾诉宣泄。可根据自己的性格爱好选择适当的方式怡情养性。要保持乐观情绪，胸怀开阔，树立信心。

饮食调养的重点是顾护脾肾、充养肾气。可选食鸡蛋、动物内脏、瘦肉、牛奶等高蛋白食物以及菠菜、油菜、西红柿、桃、橘等绿叶蔬菜和水果补血。患有阴虚阳亢型的高血压患者，可摄食粗粮（小米、玉米楂、麦片等）、覃类（蘑菇、香菇等）、芹菜、苹果、山楂、酸枣、桑葚、绿叶茶等以降压安神，应当少吃盐，不要吃刺激性食品，如酒、咖啡、浓茶、胡椒等。平时可选食黑木耳、黑芝麻、核桃等补肾食品。

更年期妇女应注重劳逸结合，不过，睡眠和休息。不过过分贪睡反致懒散萎靡，不利于健康。只要身体状况好，就应从事正常的工作，还应参加散步、太极拳、气功等运动量不大的体育活动及力所能及的劳动，以调节生活，改善睡眠和休息，避免体重过度增加。要注意个人卫生。

两汤一粥治疗经行发热

　　每值经期或行经前后，出现以发热为主证者，称"经行发热"，亦称"经来发热"或"经病发热"。以育龄期妇女多见，常伴发于盆腔炎、子宫内膜异位症等疾病。其主要发病机理，乃气血、营卫失调所致。其发病有因外感者；有因素体虚弱、卫阳不固，而生寒热者；或阴血不足、阴虚内热者；亦有因忧思忿怒，肝气怫逆，郁而化热者。治疗总以调气血、和营卫为主。因于外感者，治同内科，但经行耗血，阴血偏虚，故汗之不宜太过，以免重伤其阴。

　　阴虚经行发热：素体阴虚，经行时阴血下注胞宫，营阴益虚，热由内生。证见经行潮热盗汗，心烦惊悸，夜寐不安，或手足心热，经色鲜红，舌红少苔，脉细数。治宜养阴清热，凉血调经。

　　气虚经行发热：禀赋素弱，或劳倦过度，或久病失养，元气受损，经行时气随血泄，其气更虚，营卫失固，寒热因之而作。证见经行或经后发热，热势不扬，动则汗出，少气懒言，肢软无力，经行量多，色淡质薄，舌淡苔白润，脉虚缓。治宜益气固表。

　　肝郁经行发热：素性抑郁，情怀不舒，经行时肝血下注血海，气火偏盛，致令发热。证见经前或经期发热，头晕头涨，胸胁乳房胀痛，烦躁易怒，口苦咽干，经量或多或少，或有血块，经色深红，苔薄黄，脉弦数。治宜舒肝清热。

　　血瘀经行发热：经期产后，余血未净，或内伤生冷，或外感风寒，或房事不节，气逆血留，当经行之际，气血瘀阻，营卫不和，以致发热。证见经行午寒午热，小腹疼痛，拒按，经色黯红，有血块。舌紫黯，脉弦涩。治宜活血行瘀。

如何诊断经行发热

　　首先，根据发热多发生于经前、经行时，而在经后发热自然消退进行诊断。其次，常伴发于有慢性盆腔炎或子宫内膜异位症等患者。最后，若经行外感发热或其他原因引起的偶然经期发热者不能诊断为本病。

　　在饮食上，经行发热患者要注意科学搭配饮食，防止暴饮暴食、挑食、偏食。这样，既能补充人体所必需的营养，又可防止内热产生。注意供给高能量、高蛋白质、富含维生素和无机盐以及口味清淡、易于消化的饮食。根据病情可给予流质、半流质饮食或软饭。流质饮食可选用豆浆、蛋花汤、绿豆汤、藕粉、去油鸡汤等，半流质饮食可选用大米粥、肉末菜末粥、面片汤甩鸡蛋、肉末菜末面条、馄饨、豆腐脑、银耳羹等，软饭可选用馒头、面包、软米饭、包子、瘦肉类、鱼、虾、蛋、瓜茄类、嫩菜叶、水果等食品。切忌饮用浓茶、咖啡、酒精饮料或食用具有刺激性的调味品（芥末、辣椒、胡椒等），并少吃油腻的食物，如油煎熏烤炒炸的食物。忌吃黏糯滋腻、难以消化的食品。

小偏方：香薷扁豆汤

【原料】香薷10克，白扁豆12克，陈皮6克，荷叶8克，白糖适量。

【用法】将白扁豆炒黄捣碎，与香薷、陈皮、荷叶一同煎煮，煮沸10分钟后过滤，去渣取汁，加入白糖放温服用。

【功效】香薷、荷叶清暑祛湿，陈皮、白扁豆健脾和胃祛湿。合为清暑益气、祛湿退热，适用于暑湿型发热。

小偏方：生姜红糖汤

【原料】生姜5~10片，红糖30~50克。

【用法】将生姜去皮洗净切片，加红糖一并放入锅中，煮沸10分钟后即可，放温服用。一日可服2~3次。

【功效】生姜有辛温解表、温中散寒的作用，红糖有益气、缓中、散寒止痛的作用。合为解表散寒、发汗退热，适用于风寒外感型发热。

小偏方：薄荷粥

【原料】鲜薄荷30克，大米50~100克，冰糖、薄荷汁适量。

【用法】先将鲜薄荷洗净入锅，加水适量煎煮至汁浓时停火，过滤取汁备用，再将淘净的大米入锅煮粥。粥将熟时，加入薄荷汁和冰糖，再煮1~2分钟即成。每日服1~2次。

【功效】薄荷辛凉、清热解毒，大米温中和胃。合为清热利咽，解毒退热，适用于风热外感型发热。

需要注意的是，经行发热大多由气虚或阴虚引起，总由患者体质虚弱、经行脏腑气血或阴虚生内热所致，故经后应继续调养，并适当进行户外活动，增强体质，促进机体对经行期气血变化的适应性，可以防止经行发热。经行发热一般经后自然逐渐消退，如果病程日久，反复发病，甚至经后热度反而升高者，应根据其临床表现做必要的检查，明确发热原因进行治疗。

两粥一汤治疗经行眩晕

不知道你有没有过那种飘飘荡荡、像坐在船上的眩晕感，其实，眩晕是因机体对空间定位障碍而产生的一种动性或位置性错觉，它涉及多个学科。眩晕可分为真性眩晕和假性眩晕。真性眩晕是由眼、本体觉或前庭系统疾病引起的，有明显的外物或自身旋转感。假性眩晕多由全身系统性疾病引起，如心血管疾病、脑血管疾病、贫血、尿毒症、药物中毒、内分泌疾病及神经官能症等几乎都有轻重不等的头晕症状。而经行眩晕，就是指每逢经行前后，或正值经期，出现头目眩晕，视物昏花，并伴随月经周期发作的症状，是一个切切实实的中医病名。

经行眩晕始见于《陈素庵妇科补解·调经门》："经行发热，兼头重目暗者，何也？血虚发热，阳气下陷，故头重；精血少，故目暗也，宜地黄养血汤。"《女科撮要·卷上》云："妇人经行后，劳逸失调，忽然昏愦，面赤吐痰，此元气虚火妄动。"指每值经期或行经前后，出现头晕目眩、视物昏花为主的病证，其特点为随月经周期性反复发作，常兼见月经量少、月经后期，属西医"经前期综合征"范畴。

中医认为月经前或经血欲行而未行之时，由于阴血下注冲任，血海充盈，而全身阴血相对不足，脏腑功能出现不平衡状态。如患者素体阴阳偏盛偏衰，或为经孕产乳所伤，即可使机体各脏腑功能或气血平衡失调，而出现经行眩晕等一系列证候。肝为藏血之脏，肝之气血易亏虚，易失于条达，故经行眩晕临床上以肝脏证候多见，其他脾肾等见证也莫不与肝有关。总体来说，其发病有因于虚者，多为血虚或阴虚；有因于实者，多为痰湿内阻而致清阳不升。临床常见气血虚弱、阴虚阳亢、痰湿阻滞三个证型，分别治以益气养血、滋阴潜阳、祛痰降浊之法。

想要预防经行眩晕，那么在饮食方面应以清淡为主，要注意多样化，保证营养充分，并多吃易于消化吸收的食物；在做法上没有特别的要求，但要适合自己的胃口，以便多吃。要以瘦肉、鸡蛋、鸡汤等清补为宜。在主食上要多吃面、米、豆类、豆制品等，还应多吃新鲜蔬菜和水果。不要吃生冷及凉拌的食物，也不宜食用发物，如羊头、猪头、公鸡肉、蟹虾、鲨鱼等，以免胃肠道受刺激而诱发经行眩晕呕吐发作。可以多吃冬瓜、萝卜、芋头、赤小豆等，要注意戒烟酒和浓茶，这样可以起到健脾消痰的效果。在平时还要注意多锻炼身体，增强体质。气血虚弱者要注意劳逸结合，保持充足的睡眠时间，不要过度饥饿。精神亏虚、感情脆弱者，不要参加丧礼、观看悲情电影等，避免情绪不稳定乃至发生昏厥。在盛暑季节，或进行高温作业时，要采取有效措施，预防中暑。要饮食有节，饮酒适应，合理控制房事。在平时坚持做运动，也有预防和治疗作用。

气血虚弱型

素体血虚，或精血化源不足，经行时其血更虚，血虚不能上荣，故头目眩晕。血虚所致者可见经期或经后头目眩晕，经行量少，色红质稀，面色萎黄，或㿠白无华，心悸少寐，舌质淡，苔薄白，脉细弱。治宜养心益脾。

阴虚阳亢型

素体阴虚，久病或热病之后，或劳欲太过，阴精屡损，每值经行阴血更感不足而致。阴虚阳亢所致者，临证可见经行头晕目眩，量多色鲜红，烦躁易怒，口干咽燥，舌红苔黄，脉弦细数。治宜滋阴潜阳。

痰湿阻滞型

素体脾虚，运化失职，水湿停聚而成痰，经行气血下注，其气益虚，清阳不升，痰湿上扰清窍所致。脾虚挟痰者临证则可见经行前后头晕沉重，胸闷泛恶，少食多寐，苔白腻，脉濡滑。治宜健脾温阳，化湿祛痰。

小偏方：芹菜苦瓜汤

【原料】芹菜250克，苦瓜30克，砂糖适量。

【用法】芹菜、苦瓜用沸水烫2分钟，切碎绞汁，加砂糖，开水冲服，每日1剂，连服数日。

【功效】适用阴虚阳亢之眩晕。

小偏方：乌鸡大米粥

【原料】乌鸡1只，黄芪15克，大米100克。

【用法】乌鸡剖洗干净，浓煎鸡汁，黄芪煎汁，与大米共煮粥，早晚趁热服食。

【功效】用于气血虚弱之眩晕患者。

小偏方：车前大米粥

【原料】车前子15克，大米60克，玉米粉适量。

【用法】车前子布包煎水去渣，入大米煮粥，玉米粉用冷水浸和，调入粥内煮熟吃，每日1剂，常吃。

【功效】适用痰湿壅盛之眩晕。

一粥一汤治疗经行风疹块

经行风疹块，亦名经行隐疹、经行㾦瘟、经前荨麻疹。本病特点为每月行经前、行经期间或月经将净时，周身皮肤出现红色或苍白色疹块、风团，发无定处，时隐时现，瘙痒异常，消退后不留痕迹，每月随月经周期反复发作，病情迁延数月。西医称为"月经疹"。

经行风疹块，属现代医学"荨麻疹"范畴。荨麻疹表现为突然出现的大小、形态不一的水肿性圆顶隆起，或成片的淡红或与皮肤颜色相同的"疙瘩"（风团），常常先有瘙痒，在局部搔抓后出现；也可在受热、受冷及剧烈运动后出现。荨麻疹可分为急性荨麻疹和慢性荨麻疹：急性荨麻疹2～24小时内消退，不留痕迹，可反复发作；慢性者病程可达数月甚至数年。部分患者可有恶心、呕吐、腹胀、腹泻、胸闷等不适，严重者可有血压下降，伴有喉头水肿者可发生窒息。

而经行风疹块则多见于过敏体质之人，与一般因药物、食物等外界过敏因素刺激而诱发的风疹块不同的是，其每遇经期而发作。现代医学认为本病的发生与行经期内分泌功能失调、水电解质代谢紊乱及微循环障碍等有关。《杂病广要·调经》云："妇人血气，或遍身痒，或头面痒，或虫行皮中，缘月水来时，为风所致。"由此可见，本病多是风邪为患，缘于素体本虚，适值经行，气血亦虚，风邪乘虚而入，郁于肌表而诱发本病。本病有内风和外风之分：内风者由血虚生风所致；外风者由风邪乘经期、产后、体虚之时，袭于肌表腠理。治疗本病方法很多，西医用抗组胺药、皮质类固醇激素治疗有效，但副作用明显，易复发，不易根治。而中医关于此病的诊治，对于表证给予疏风清热，对于入血证，则给予养血疏风，内服外敷，方式灵活，标本兼治。

血虚型

主要证候是经行风疹频发，瘙痒难忍，入夜尤甚，面色不华，肌肤枯燥。舌淡红苔薄，脉虚数。营阴不足，血虚生风，风胜则痒。经行时阴血愈虚，故风疹频发。因血属阴，故入夜痒甚。血虚不能上荣于面，则面色不华。血虚肌肤失荣，则肌肤枯燥。舌淡红，苔薄，脉虚数，均为血虚生风之象。治当养血疏风。

风热型

主要证候是经行身发红色风团、疹块，瘙痒不堪，感风遇热，其痒尤甚，口干喜饮，尿黄便结。舌红，苔黄，脉浮数。风热相搏，邪郁肌腹，则身起红色风团，瘙痒异常。热甚伤津，则口干喜饮，尿黄便结。舌红苔黄，脉浮数，均为风热内盛之象。治当疏风清热。

适用于经行风疹块的中成药

防风通圣丸，每服6克，日服2次（适用于风热侵袭肌表者）。

荨麻疹丸，每服10克，日服2次（适用于风热侵袭肌表者）。

消风止痒冲剂，每服9克，日服3次（适用于风热侵袭肌表者）。

玉屏风丸，每服9克，日服3次（适用于表虚不固而发疹块者）。

乌蛇止痒丸，每服9克，日服3次（适用于各型患者）。

小偏方：鸡蛋莲子汤

【原料】鸡蛋2个，莲子100克。

【用法】鸡蛋煮熟后去壳；莲子温水浸泡后去衣、心，加水煎煮至黏稠，加入鸡蛋稍煮，再加冰糖调味即成。

【功效】养血滋阴，适用于血虚型经行风疹块。

小偏方：蝉蜕糯米粥

【原料】蝉蜕3克（研末），糯米酒50毫升。

【用法】将糯米酒冲入200毫升沸水，加蝉蜕末调匀温服，每日2次。

【功效】疏风止痒，适用于各型经行风疹块。

那么，在日常生活中，经行风疹块患者该怎样护理呢？

首先，出汗时要避免受风，不要乱服药物，避免精神紧张，要劳逸结合，起居有规律。发病期间，饮食要尽可能清淡、富有维生素，如多食新鲜蔬菜和水果，多吃些粗粮。忌食腥味及刺激性食物，如鱼、虾、蟹、鸡蛋、辣椒、生葱、酒等。

其次，经行风疹块属于变态反应性疾病，其发病原因与女性内分泌失调有关。因此，痒时可外用醋酸曲安西龙软膏、地塞米松软膏。在医生的指导下也可用雌激素治疗。

最后要注意，出现瘙痒，切忌用手挠，有时越挠越痒得厉害，并且容易发生感染。痒得难忍时，可用温盐水洗身。

一粥一菜治疗经行口糜

　　许多女性每到月经来之前的2~3天，就觉得自己浑身不适，特别是口腔里会起溃疡，疼痛难忍，进食困难。其实，之所以会出现这种现象，除了与自身体弱血虚有关外，还与经前这段时间的机体过于疲惫、内分泌紊乱、精神过于紧张等综合因素有关。比如工作压力过大，精神过于紧张，就会打破机体抵御外界病毒的屏障，再加上不健康的生活方式，如熬夜、减肥，早上睡觉、晚上工作，没有一个正常的生活规律，这些都会影响机体的抗病能力，导致免疫力下降。而女性月经这段时间，自身的免疫功能本身就较为薄弱，如果再没有正气相扶持，就很容易发病。

　　经行口糜就是以每值月经来潮前或行经期间出现的口腔内唇、颊、舌、牙龈等部位黏膜破溃糜烂，自觉灼热疼痛，影响进食，经尽后逐渐消失，月月如期为特点的疾病。多见于中年妇女，往往多年难愈，常严重地损害患者的身心健康。经行口糜的特点是随月经周期性复发，隶属西医阿弗他溃疡，是由多系统因素引起的口腔病变，其病因未明，临床尚无特效疗法。内分泌改变（月经妊娠）可能是诱因之一，已有证据证实女性与月经相关的复发性口腔溃疡患者的月经前血清孕酮含量偏低，口腔黏膜是性激素的靶细胞之一。

中医学认为脾开窍于口，脾胃以膜相连，而颊与牙龈属胃肠，心开窍于舌，心肾上下交通，肾脉又连于舌，故口糜的发生，往往与上述诸脏腑功能失调密切相关。心脾有热，气冲上焦，上作口糜；此外膀胱移热于小肠，可作口糜；肝郁化火，火随气逆，亦可作口糜。古代医家对此病也多从"火热"论述，或因虚热，或因实热。人各有异，需因人制宜，辨证施治。

阴虚火旺：素体阴虚，或欲念志火内动，或热病后耗津伤阴，值经行则营阴愈虚，虚火内炽，热乘于心，遂致口糜。证候是经期或临经前口舌糜烂，月经量少，色红，口燥咽干，五心烦热，尿少色黄，大便干燥，形体消瘦，头晕腰酸，心悸健忘，夜寐不安，舌尖红或舌红苔少，脉细数。治当滋阴降火。

胃热熏蒸：素食辛辣香燥或膏粱厚味，肠胃蕴热，经行冲气偏盛，挟胃热上冲，以致口糜。证候是经行口舌生疮，口臭，口干喜饮，胸闷纳呆，尿黄，便结，月经量多，经色深红，舌质红，苔黄厚腻，脉滑数。治当清热泻火，荡涤胃热。

小偏方：银耳粥

【原料】银耳适量，大米400克，大枣10枚，冰糖适量。

【用法】将银耳洗净泡4小时左右，将大米、大枣先下锅，水沸后加入银耳及冰糖同煮。

【功效】清热泻火。适用于经行口糜，属胃热熏蒸型，经行口舌生疮，口干喜饮，尿黄便结，舌苔黄厚，脉滑数。

小偏方：枸杞子里脊片

【原料】枸杞子30克，里脊肉250克，菊花脑30克，植物油、葱、姜、湿淀粉、麻油各适量。

【用法】炒锅置火上，加入植物油、葱、姜，出香后投入里脊片，炒透后，加清水适量，加入菊花脑，用湿淀粉勾芡，淋入麻油和枸杞再煮片刻即可。

【功效】清热泻火滋阴。适用于经行口糜，属虚属实均可应用，对阴虚火旺、虚火上炎引起的经行口疮更佳。

在饮食上，想要预防经行口糜，要做到禁食温燥的水果、调味品等，如荔枝、龙眼、榴莲、芒果、八角、花椒、肉桂等，也不要吃高脂肪、高热量等油腻食品，如麦当劳、肯德基此类食物。同时禁食咖啡等刺激性饮料。可以少喝一点绿茶。平时也可以以绿豆汤解渴，但绿豆性寒，脾胃虚寒滑泄者忌之。

那么该吃什么呢？可以吃一些黄色水果，因为黄色水果中类胡萝卜素含量较高，具有抗氧化的生理活性，如柑橘、芒果、柿子、杏中含有β-胡萝卜素，木瓜、西瓜、红柚中含有番茄红素。还要多吃含天然维生素C水果，大枣、猕猴桃、山楂、柑橘等水果中含有丰富的维生素C，不仅具有正常的营养功能，能防止败血症，而且是天然抗氧化剂。除此之外，干果必不能少。干果（如核桃）中含有大量不饱和脂肪酸和维生素E，能补充人体必需的不饱和脂肪酸，维生素E还是一种抗氧化剂。

经行口糜患者来月经前要特别注意不要过于劳累，少熬夜，避免吃生冷刺激性的食物。着装上要谨慎，不要过于贪凉。在防治女性月经期口腔溃疡过程中，需要保持心情愉快，注重劳逸结合，坚持按疗程服药，饮食要清淡，多饮水，这样才能迎来健康的生活。

羹汤相宜治疗经行情志异常

妇女每逢经期或月经前后便出现烦躁易怒，甚至狂躁不安，语言错乱；或者情绪低落，悲伤欲哭，喃喃自语；或者喜怒无常，彻夜不眠等症状，持续时间可达5~10天，经净后即可恢复正常。这种病证，中医称之为"经行情志异常"，属于经前期紧张综合征范围中较重者，西医则称其为"周期性精神病"，多见于中青年妇女。本病虽然类似于精神病的发作，但神经组织的病理形态学方面没有肯定的改变，也不能发现相应器官的器质性病变，只是神经系统功能活动的失调，故而发作有周期性，与内科之癫狂或神经官能症，在表现上有明显区别。

现代研究发现，临床上此症多见于平日精神紧张、急躁、忧郁和感觉过敏的妇女；并发现催乳素在本病的发病因素上起重要作用，如临床上用溴隐亭治疗经前紧张综合征时，发现血中催乳素显著下降，同时伴随全身症状减轻，说明血中催乳素过多，也是产生本病的一个重要因素。也有学者认为本症可能与体内雌激素／孕激素的比值升高有关，如临床上发现本症部分患者常有月经期缩短，无排卵周期，或黄体功能障碍等月经失调的现象。

　　经行情志异常主要依据病史、临床表现进行诊断，患者多有精神刺激或过度思虑史。临床表现有轻有重，可有抑郁型和狂躁型的不同。轻者，郁闷寡言，反应迟钝，悲伤欲哭，情志恍惚；或心中懊恼，失眠而惊，烦躁易怒，一触即发。重者，神志呆滞，语无伦次，或詈骂殴打，狂言妄语，不能自控。以上症状可单独出现，亦可三两出现，每于经行前发生，经净后可逐渐复如常人。

　　经行情志异常多因忧郁恼怒伤肝，木火偏亢；或脾虚痰盛，痰热扰心；或忧思积虑，暗耗心液，心血不足，神不守舍所致。经行情志异常多由情志所伤，情怀不遂，故治疗以养心安神为大法，具体治疗或因肝气郁结，治宜疏肝解郁，或因痰火上扰，治宜清热涤痰，或因心血不足，治宜养血宁心。治疗多于经前开始，宗实则泻之、虚则补之的原则。

肝气郁结型

　　症状是多于经前情绪不宁，坐卧不安，烦躁易怒，不能自制，甚则怒而发狂，淫言不避亲疏，谩骂殴打，经后逐渐减轻或复如常人。平时则沉默寡言，胸胁胀闷，不思饮食，烦躁头痛，口苦唇干。月经量多、色红，经期提前。因为情志失调，肝气郁结，肝郁化火，故在经期冲气偏旺之时气火尤盛，情绪不宁，坐卧不安，烦躁易怒，甚或怒而发狂。经后冲气渐平和火随血去而减，则复如常人。肝郁化热，热迫血行则月经量多，色红，经期提前。

痰火上扰型

　　症状是经行狂躁不安，语无伦次，甚或詈骂妄躁，神志不清。心胸烦闷，饮食少思，夜卧不宁，大便干结。平时带下量多色黄质稠。因为痰热内盛，经前冲任气盛，气火逆上，痰涎并走于上，蒙蔽心神，故烦躁不安，语无伦次，甚或詈骂妄躁，神志不清。经后气火渐平，则症状逐渐消失。痰湿下注则带下量多黄稠。

心血不足型

症状为经期出现心中懊侬，神志呆滞，精神恍惚；或语言错乱，无故悲伤。精神萎靡，面色少华，失眠健忘，心惊怔忡，倦怠懒言，舌淡脉细。月经推迟，量少，色淡红。因为心血不足，心失所养，神不守舍，经来惊悸，抑郁，故出现神志恍惚、语言错乱等症，经后阴血渐复，故情志症状消失。营血不足则月经推迟，量少。

小偏方：莲子藕粉羹

【原料】去心干莲子100克，藕粉60克，白糖适量。

【用法】将去心干莲子用温水洗净，浸泡发好，放入锅中，加清水适量，煮至熟透，再将藕粉放入碗中，用冷水浸和，慢慢地下入锅中，边下边搅，再加白糖调味即可。当点心食用。

【功效】补中益气，养心安神。适用于经行情志异常。

小偏方：黑豆乌鸡汤

【原料】黑豆150克，何首乌100克，乌鸡1只，大枣10枚，生姜5克，盐适量。

【用法】将乌鸡宰杀去毛及内脏，洗净备用；黑豆放入铁锅中干炒至豆衣裂开，再用清水洗净，晾干备用；何首乌、大枣、生姜分别洗净，大枣去核，生姜刮皮切片，备用。取汤锅上火，加清水适量，用大火烧沸，下入黑豆、何首乌、乌鸡、大枣和生姜，改用中火继续炖约3小时，加入盐适量即成。佐餐食用。

【功效】补血养颜、养心安神。适用于经行情志异常。

经行神志异常患者要保持良好的心态，凡事要想得开，使自己的主观思想不断适应客观现实，不要轻易发脾气。可自我疏导，找可以信赖的朋友、亲人诉说，进行积极的自我暗示。转移注意力，投身于丰富多彩的生活中，不要沉浸于焦虑、烦躁之中。避免过度劳累，要劳逸结合，生活有规律，保证充足的睡眠。症状严重者，应卧床休息。在每次来月经前可适当做些轻体力劳动，精神不要紧张。为了调节精神，可听听收音机，看看电视，阅读些书报，以便分散大脑的紧张度，有利于改善月经周期的生理功能。患者应有信心，这种病通过适当的休息与治疗是能恢复健康的。

一汤一饮治疗经行吐衄

每次月经来潮前或正值经期，便出现吐血或衄血（鼻血）或眼耳出血者，称"经行吐衄"。吐血、衄血发作时，月经量明显减少，甚至无月经。经后便逐渐停止，下次行经再复发。这种现象又叫"倒经""逆经"，与西医的"代偿性月经"相似。临床上也有少数在经后吐衄者，常伴有口干、咽燥等血热症状，常因为吐血、衄血而致月经量少，甚至无月经。

《素问·至真要大论》曰："诸逆冲上，皆属于火。"血的升降运行，皆从乎气，气热则血热妄行，气逆则血上溢。每伴随月经周期发作吐衄者，乃因经前血海满盈，冲气较盛，若素禀阴虚内热，或素有郁热等，火性炎上，其热必并冲气上逆而为吐衄。导致血热气逆的原因有肝经郁热、胃火炽盛、肺肾阴虚。

现代研究认为，由于鼻黏膜等器官对卵巢分泌的雌激素较为敏感，雌激素可使其毛细血管扩张，脆性增加，因而易破裂出血。有人认为，鼻黏膜与女性生殖器官两者之间有生理上联系，甚至将鼻黏膜视为原始生殖器的组成部分，因而倒经在鼻黏膜更为多见。另外，亦有人认为倒经可由子宫内膜异位症所致。某些情况下子宫内膜可随血循环或淋巴播散而引起该处随月经周期而出血。

"经行吐衄"一词，最早载自清代《医学金鉴·妇科心法要诀》。从收集到的文献分析，经行吐衄在临床不属妇科常见病。但历代医家一致认为，凡吐血、衄血出现在经期及经行前后一两天，连续两个月经周期，经净后出血自然停止，经耳鼻喉专科检查、X线或CT检查、血液系统检查均无异常，局部取活检病理检查排除溃疡病变及子宫内膜异位症即可诊断为经行吐衄。中医的"经行吐衄"包含了西医所称的"代偿性月经"，但西医所称的"代偿性月经"并不等同于中医的"经行吐衄"。临床上诊断此病，多见于中青年妇女，以周期性的月经前、月经期的衄血、吐血和病史为主，实验室血常规、出凝血时间、血小板检查只起到辅助诊断的作用。

肝经郁火型

素性抑郁，或暴怒伤肝，肝郁化火，移热于冲脉，当经至时血海旺盛，冲气逆上而发生吐、衄血。其症状为经前或经后吐血、衄血，量多色鲜红，月经提前，心烦易怒，两胁胀痛，口苦咽干，尿黄赤，舌边红苔黄，脉弦数。

胃热炽盛型

嗜食辛辣、肥甘厚味等，胃热内炽，冲脉隶属阳明，经时血海充盈，而胃热挟冲气上逆，从而病发经行吐衄。经将行或经期吐、衄血，或齿衄，色红量多，月经提前，口干咽燥，欲饮凉，舌红苔黄，脉洪数。

肺肾阴虚型

素体阴虚，肺肾不足，行经时冲气挟虚火上逆，灼伤血络，以致吐衄。正如沈尧封所云："多由阴虚于下，阳反上冲。"其症状为经期或经净时吐衄血、咯血等，量少色鲜红，月经量少或先期，头晕耳鸣，五心烦热，颧红潮热，干咳少痰，咽干口渴，舌红苔少，脉细数。

小偏方：黄花菜藕节汤

【原料】黄花菜30克，藕节60克。

【用法】上二味水煎服，每日1剂，连服数剂。

【功效】适用于经行吐衄，属肝经郁火型，每于经前或经期吐血、衄血，量多色红，胁肋乳房胀痛。

小偏方：百合玉竹鸡蛋饮

【原料】玉竹9克，百合9克，白茅根5克，鸡蛋1个。

【用法】每日早晨用玉竹、百合、白茅根煎汁，冲鸡蛋服。

【功效】主治经行吐衄，属肺肾阴虚型，经前或经期吐血、衄血，量少，色黯红，两颧潮红，咽干口燥，虚热盗汗，腰膝酸软。

月经来潮前的一周饮食宜清淡，易消化，富营养。可以多吃豆类、鱼类等高蛋白食物，并增加绿叶蔬菜、水果，也要多饮水，以保持大便通畅，减少骨盆充血。月经来潮时，不要刻意吃甜食，如饮料、蛋糕、红糖、糖果，防止血糖不稳定，避免加重经期的各种不适。多吃高纤维食物，如蔬菜、水果、全谷类、全麦面、糙米、燕麦等食物。摄入足够的高纤维食物，可促进动情激素排出，增加血液中镁的含量，能够调整月经和镇静神经。

要保持心情舒畅，尤其经前或经期更须稳定情绪，防止经血上逆而致衄血。经前可酌服逍遥丸、越鞠丸等以疏泄肝气，调畅情志。阴虚火旺者经前7天预服知柏地黄丸，亦可预防吐衄。

临床上发现有"倒经"现象的姑娘，随着年龄的增长，往往不治而愈。如果代偿性月经只发生1～2次，不严重者可以不进行治疗，以后会自愈。

按摩、食疗治疗经行泄泻

　　每逢月经来潮时大便溏薄或泄泻次数增多，经后大便恢复正常者称"经行泄泻"。本病一般在月经来潮前2～3日即开始泄泻，至经净后，大便即恢复正常，也有至经净后数日方止。本病的主要特点是泄泻伴随月经周期而出现，临床也有平素有慢性腹泻，遇经行而发作尤甚者，亦属本病范畴。经行泄泻的证候可持续数年，日久对身体健康有一定的影响。以育龄期妇女多见，中药治疗预后良好，属中医的经行前后诸证，相当于西医的经前期紧张综合征。

　　经行泄泻的主要病变在脾胃与小肠，其致病原因有素体脾虚，肝木乘之；禀赋肾虚，命门火衰；经期肾气不足。其病机关键在于脾肾虚弱。脾失健运，命门火衰，则水谷精微不化，水湿停留。经行之际，血下注冲任，脾肾更虚而水湿下流，与水谷并走大肠而致泄泻。根据辨证论治的指导思想，对该病的中医治疗应以健脾、温肾为主，调经为辅，但临证各型有时并非单独出现，可相互转化，所以需要区别寒热虚实，分清主次。

脾虚：月经前后，或正值经期，大便溏泄，经行量多，色淡质薄，脘腹胀满，疲乏肢软，或面浮肢肿。舌淡红，苔白，脉濡缓。治以健脾渗湿，理气调经。可选用参苓白术丸、人参健脾丸。

肾虚型：经行或经后，大便泄泻，或五更泄泻，经色淡，质清稀。腰膝酸软，头晕耳鸣，畏寒肢冷。舌淡，苔白，脉沉迟。治以温阳补肾，健脾止泻。可选用四神丸、金匮肾气丸、强肾片。

妇女素体脾虚者，经期气血下注，脾失运化，湿浊内停，走于肠间，遂为泄泻。若用按摩护理健脾益气、化湿调经之法，可使气血恢复流畅，脾气得升，则泄泻可止。而素体禀赋肾虚者，命门火衰，经期冲任气血壅滞，有碍肾阳敷布，脾失温煦，运化失职，水湿内停，下走肠间，而为泄泻。若用按摩手法温肾扶阳、暖土固肠，则泄泻可愈。对妇女经行泄泻进行按摩护理，能够改善行经期间胃肠道的血液循环，调整胃肠及冲任气机，提高胃肠道的新陈代谢，有促进胃肠消化、吸收、排泄等功能恢复的作用，故对经行泄泻有较好的治疗效果。

按摩方法

摩腹5~10分钟。令患者仰卧，以掌面平按患者腹部，并略施压，带动腹壁做旋转运动。伴有呕吐、腹胀或积食者，向顺时针方向旋转，并加揉中脘穴、气海穴各50次，否则向逆时针方向旋转。

揉脐200次，揉天枢穴（双侧）各100次。以食、中、无名指分别点按中脘穴、气海穴、天枢穴，略施压做旋转运动，方向同摩腹。

患者俯卧位，暴露背部皮肤，分别用拇指、食指蘸滑石粉揉长强穴100次，揉脾俞穴、肾俞穴100次，大椎穴100次，百会穴100次。

捏脊10遍。双手提捏督脉及双侧膀胱经皮肤，从长强穴至大椎穴，双手反复交替进行。

揉足三里穴100次。

小偏方：三米粥

【原料】高粱米、大米、黄米各50克，蜂蜜适量。

【用法】先煮高粱米15分钟，去渣，以汁煮大米15分钟，去渣，再用汁煮黄米15分钟，去渣取汁，调入蜂蜜后服食，每日1～2次。

【功效】此粥能健脾和胃，适用于日常保健及经行脾肾虚弱、慢性腹泻等。

　　经行泄泻患者食物应以易消化、质软少渣、无刺激性为宜。少渣食物可以减少肠蠕动，使腹泻得以缓解，可进食鸡蛋、细挂面、烂米粥等。尽量少吃含粗纤维多的食物和水果、蔬菜。因为泄泻经常反复发作，为改善营养状况和肠道环境，要给予高蛋白、高热量的饮食。还应供给富含维生素、无机盐、微量元素的食物，尤其是含维生素C、维生素B及铁丰富的食物，以补充体力、滋养身体。此外，多吃有止泻作用的食物，如马齿苋、薏苡仁、扁豆、山药、山楂、乌梅、苹果、荔枝、莲子、糯米、大米、芡实、藕、火腿、乌鸡、胡椒等，以减轻腹泻，再通过综合治疗调理有利于早日康复。

　　经行泄泻与体质虚弱有关，尤其是脾和肾虚弱者，因此平时应多参加体育活动，增强体质，预防本病的发生。此外要少食油腻、不易消化食物。医生用药时尽量避免润肠、滑肠之药，如桃仁、核桃仁、芝麻、杏仁、柏子仁等。经后可服健脾益肾中药调理，增强脾、肾功能，调整冲任气血平衡，能防止复发。对经行泄泻久治不愈者，或症状明显加重者，应考虑肠道病变可能，做大便常规、大便培养或肠镜检查等。

当归苁蓉茶缓解经期便秘

　　经期女性患便秘，一般发生在月经前7～14天，来潮前2～3天加重，行经后症状逐渐减轻和消失，常会伴有烦躁易怒、疲乏无力等症状，偶见头痛、失眠、小腹坠痛和胀痛等不适。因其临床症状与月经周期密切相关，故而中医学上称之为"月经前后诸证"，此属经行便秘。此外，近来女性白领患便秘的越来越多，主要与为了减肥进食过少和服用减肥药甚至泻药有关。不少人为了减肥，一味减少进食量，三餐仅以水果蔬菜果腹。时间一长，体重是减下来了，但肠道内的食物残渣也会减少，无法给予结肠足够的刺激，从而形成便秘。

　　现代女性患便秘有多种病因，如饮水量不够、运动不足、饮食不规律、久坐办公等。其中，女性便秘以月经周期的影响最明显，这种现象与卵巢分泌的孕激素抑制肠蠕动有关。女性心理因素对排便影响也很大，在由于环境或者人为因素导致不方便的情况下，会经常主动抑制便意，使肠蠕动功能缓慢、粪便淤滞而发生便秘。

　　生理期前的便秘与女性激素分泌的关系密切。女性激素通常分为两种，一种是生理期后至排卵前分泌的雌激素，另一种为排卵后至生理期前分泌的孕激素。后者是一种助孕激素，参与整个月经周期，帮助怀孕及胚胎形成，并需要大量身体内的水分维持其进行基本的活动。由于生理期前大量的孕激素分泌，为了在体内贮存水分，身体自身会促进吸收大肠内食物的水分。肠内水分的减少，直接导致体内粪便的含水量减少，粪便干燥且偏硬，不易排出，造成便秘。虽然此现象是正常的生理反应，但便秘可能会引起女性月经紊乱。直肠内大便过度充盈后，子宫体则向后倾斜。若子宫长久保持在后倾位置，就会发生腰痛、月经不调等。

月经病发生的主要机理是冲任二脉的损伤。月经病的治本大法有补肾、扶脾、疏肝、调理气血等。血与津液均为脾胃水谷之精微所生化。血中的部分成分渗出脉外，也能成为津液，故有津血同源之说。妇人经期经量偏多，耗血伤津，肠腑失濡，出现便秘。

对于单纯性经期便秘，随月经周期出现的症状，只要能够随着月经而逐渐恢复就属于生理现象，一般不需特殊治疗。初期便秘不明显的患者，建议以生活调理为主，改变生活习惯，多吃富含纤维素的水果和蔬菜，尽量少吃辛热的食物，适当吃些粗粮。晨起空腹饮一杯温水或蜂蜜水，配合腹部按摩或转腰，每晚睡前按摩腹部，养成定时排便的习惯，无论有无便意，定时进行排便，时间长了就能形成良好的排便反射，每到这个时候就会有排便反应。

小偏方：当归苁蓉茶

【原料】当归6克，肉苁蓉6克，火麻仁6克。

【用法】以上诸药放入砂锅中，加入清水，煮沸后改文火煮10分钟即可，滤渣取汁。早晚各一次。

【功效】滋阴养血，润肠通便。

因为经期时女性身体处于敏感期，稍有不慎就会影响到健康，所以不建议经期间食用促进通便药物辅助，否则容易造成腹胀、腹痛、经血过多等状况，危害健康。

一敷一饮治疗经期头痛

经期头痛在临床很多见。有一位经期头痛的患者，自诉每次经期前一周都会剧烈头痛、呕吐，严重到有时会送到医院抢救。可是在医院体检，又查不出任何问题。那天刚出诊的一大早，朋友带她来我这看病，正好赶上经前头痛发作。随手给她针灸治疗，针刺了双足的足临泣穴、太冲穴还有头部双侧的头维穴。后期开了中药吴茱萸汤加减。患者吃了一个月，第二个月问她的情况，已经基本好转了，不再出现经期头痛的情况。

在月经周期前后或月经期间出现头痛的症状，称为"经期头痛"，是经前期紧张综合征中常见的临床症状。据统计，大约65%的女性偏头痛患者其头痛发作与月经周期密切相关。其中，喜食巧克力、经常饮用含有咖啡因和酒精饮料的女性，发生此病的概率较高。

西医认为，经期头痛主要是由内分泌失调、排卵障碍、子宫内膜异位等因素引起的，与女性血清中雌激素的水平发生改变有密切的关系。

中医学认为，经期头痛与肝、脾、肾三脏密切相关。经期来临，经血下注血海，全身阴血更加不足，因此脏腑失于濡养，导致机体的气血运行不正常。因此，经期头痛的主要发病机理是气血、阴精不足，经行之后，气血阴精更亏，清窍失养所致；或由痰、瘀之邪，值经期随冲气上扰清窍致痛。常见的分型有气血虚弱型、阴虚阳亢型、瘀血阻滞型和痰湿中阻型。

气血虚弱型

此证患者素体虚弱，或大病久病，耗伤气血，经行之际，气血更虚，不足以濡养清窍，以致头痛。

阴虚阳亢型

此证患者素体阴虚或房劳多产，耗伤精血，而肝阳益亢，风阳上扰清窍，而致头痛。一般表现为经期或经后头痛，或巅顶痛。

瘀血阻滞型

此证患者因情志不畅，气滞而血瘀，阻滞脑络，"不通则痛"。

痰湿中阻型

此证患者多为肥胖之人，其痰湿内盛，冲气挟痰湿上逆，"不通则痛"，遂致头痛。

痛经伴有头痛的女性应尽量减少食用含有咖啡因或酒精的食物与饮料。经期最好不要洗头，特别是夜晚或睡前，因为洗头会使血液集中在头部，从而影响子宫的血液循环，使子宫内的血液无法顺利排除干净，并且，洗头会使发根上的毛孔张开，若受风寒，易致头痛。

日常调养可以用穴位外敷的办法。原料：吴茱萸30克，川芎15克，柴胡10克，生姜汁30克。用法：前三味打粉，加生姜汁敷涌泉穴，一日一换。功效：降逆止呕，行气止痛。皮肤过敏者慎用。

小偏方：生姜肉桂红糖饮

【原料】姜丝10克，肉桂3克，红糖30克，大枣2枚。

【用法】砂锅中加入清水煮沸后放入以上诸味，中火煮3~5分钟。滤渣取汁服用，代茶饮。

【功效】适用于瘀血阻滞型，活血化瘀，通络止痛。

杜仲桑葚茶缓解经期腰酸背痛

大部分女性月经前后或月经期间都会小腹疼痛，但也有一部分女性小腹不痛，单纯表现为腰酸软无力。曾经接诊过一位北京女性患者，40岁，经期经常出现腰酸的感觉，而且随着经期的延长会出现腰酸逐渐加重的感受，最严重时，用她的话来说"感觉腰快断了"，对工作和生活都造成了影响。来诊时把其脉感觉双侧尺脉非常弱，诊断其为肾虚，处方独活寄生汤加减。一个月以后再来月经时，患者告知情况已得到明显好转，在第二次月经期间配合针灸，并嘱咐其生活中自己按揉太溪穴，并配合食疗。

很多女性患者在月经期间或是来潮前后有轻微的腹痛和腰酸，若症状轻微，是正常的生理现象，在西医学上属于经前期紧张综合征的范畴。

经期出现腰背胀痛，除了精神紧张、劳累、饮食不当等因素外，女性子宫在盆腔中所处的位置是最主要的原因。一般情况下，子宫的位置可分为前位、中位和后位。后位子宫宫体向后倾倒、屈曲，宫腔内的经血就很难顺利排出，只有加强子宫收缩、压缩宫腔才能将其逼出，也正是由于子宫痉挛性收缩，才会导致腰酸、腰痛的发生。此时如果人为地随意用力捶打腰背，往往会加剧腰背酸痛。因为捶打腰背后，会使盆腔更加充血和血流加快，反而使腰酸背痛更加严重。

大多数女性在经期或多或少都有腰酸、腰痛的现象，这多是因为体弱、肝肾不足、寒气郁积所致。中医称腰为"肾之府"。所以，经期腰酸背痛与肾的功能密切相关，是"不通则痛""不荣则痛"所造成的。

妇女月经期需要补充钾、铁，多吃含铁丰富的食物，如鱼类、各种动物肝、蛋黄等。在经期及月经来潮前，禁食凉性、有刺激性的食物。经期下腹部不宜受凉，不要用冷水洗澡或者盆浴，不要淋雨、涉水或游泳，不要坐在湿润、阴凉之处以及空调、电扇的风道口。不穿紧身裤，以免经血流出不畅，在脱穿时使盆腹腔压力突变而造成经血逆流。禁止高强度的运动，以免经血量过多或影响子宫的正常位置。总之，注意保暖，劳逸结合，调节好心情，保持气血通畅，以减少各种月经不适症状的产生。

小偏方：杜仲桑葚茶

【原料】杜仲10克，桑葚10克，党参10克，枸杞6克。

【用法】清水加入砂锅中煮开，加入以上诸药，中火煮10分钟，去渣取汁。每日一剂，早晚分服。高血压患者忌用。

【功效】补肝肾，强腰骨。

泽兰益母茶改善经期浮肿

2015年，曾经接待过北京某著名汽车品牌公司职员。患者为30岁女性，典型的"白富美"，每次月经期间会出现浮肿，尤其是手指，肿胀得非常厉害。当时处方中医经典方，治疗了一个月，并嘱咐她可以做一下食疗。再见到她时，是她带她老公来治疗别的问题，问她有没有再出现经期肿胀的情况，她说治疗了那一个月就完全好了，再也没出现过。

很多女性在月经期间或月经来潮前后会出现浮肿的症状，这在西医学上属于经前期紧张综合征的范畴，尤其在经前3～5天，症状更加明显。主要表现为水肿、头晕、头痛；其次为精神、神经症状。症状随月经周期性出现，经期结束则消失。本病一般以育龄妇女多见，其浮肿部位多在手足或眼睑，严重的也可见于四肢、腹部。

经期浮肿多与月经周期变化和内分泌功能改变有关，属正常生理现象。女性生理周期前，因骨盆腔充血、子宫变大压迫到下肢，影响血液循环而引起浮肿。月经来潮时，排尿量增多，浮肿及其他症状就可逐渐消退。

中医认为"经行浮肿"多因脾肾阳虚，水湿不运，或因肝气郁结，血行不畅，导致水气运行失常而成浮肿或肿胀。

脾肾阳虚型

此证患者脾虚失运，大便稀溏，腰膝酸软。脾肾虚损，则经行量多。

气滞血瘀型

此证患者因气滞血行不畅，则肢体肿胀。

温困脾阳型

此证患者症见全身水肿，下肢为甚，肢体沉重，困倦乏力。

经期浮肿，预防极为关键。适当减轻工作量，注意休息，睡眠时，宜采取右侧卧位，以利于血液循环。忌食刺激性海鲜及含有脂肪的食物，以免引起并发症。清淡饮食，减少盐的摄入。注意营养，多吃含有高蛋白、高热量、大量维生素的食品，如鲤鱼或鲫鱼汤。多吃利水的食物，如红豆、冬瓜、薏苡仁等，帮助排除生理期体内多余的水分。此外，酒精会加重经期水肿问题，尽量不喝或少喝。月经期女性体质较弱，过冷过热的刺激以及外界细菌入侵都易影响正常的行经。故月经期应防止高温日晒、风寒雨淋；注意不要涉水游泳，或用冷水洗浴、洗头、洗脚，或久坐冷地等。月经时，防御病菌的能力减弱。因此，妇女在行经期间应禁止房事，防止感染。经期内，不要从事重体力劳动、接触冷水。

小偏方：泽兰益母茶

【原料】生姜皮5克，桑白皮10克，陈皮15克，茯苓皮10克，泽兰10克，益母草10克。

【用法】水煎内服。每日1剂，早晚分服。

【功效】理气健脾，利水消肿。禁忌：无明显水肿不宜服用。

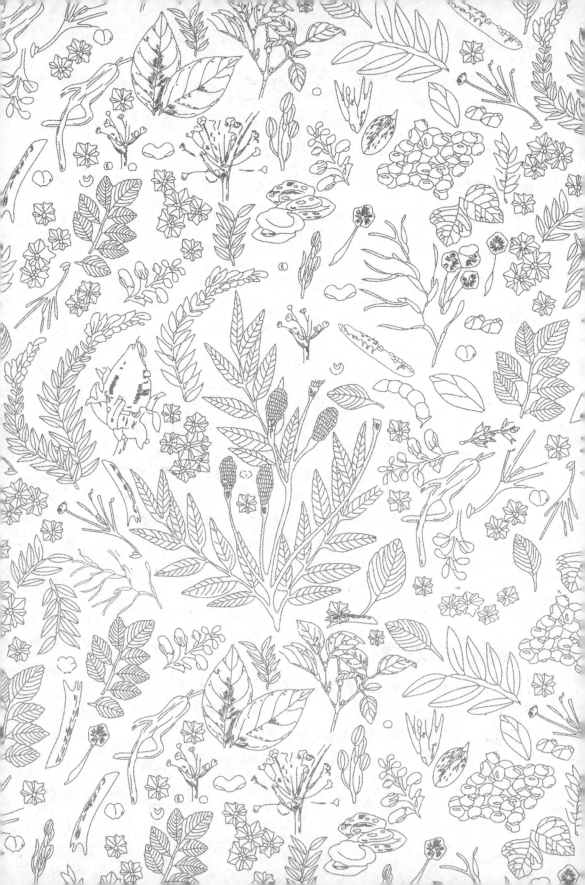

第四章

健康的乳房，
让你做自信美好的女人

一汤一茶治疗经期乳房胀痛

很多女性都有经期乳房胀痛的经历，因其多发生在经前，胀痛程度尚轻且在经净后症状消失，导致及时就医的患者极少。但现代医学研究发现，经前乳胀为乳腺增生病的最早期表现，多数患者往往延误病情。月经前3～7天乳房有胀痛，可能是月经将要来潮或有初期怀孕的信号，这是正常生理现象。月经来潮后，上述变化可消失。但是有些女性经前太早出现乳房胀痛，严重的患者可在月经后两周，约排卵时开始发作，甚者胀痛牵连至腋下及乳头，穿内衣或触摸时皆会疼痛，这种现象属于病态，需要引起高度重视。

经期乳房疼痛是因为内分泌激素水平严重不协调导致的，由于经前体内雌激素水平增高、乳腺增生、乳腺间组织水肿引起的。因此，许多女性在月经前会感到乳房发胀、变大、紧张而坚实，甚至有不同程度的疼痛和触痛，有时还可触及肿块。月经来潮之后，体内的雌激素和孕激素水平迅速降低，雌激素对乳腺的刺激减弱，乳房由此变小变软，疼痛和触痛便会逐步消失，中医学称其为"经行乳房痛"。乳房属胃，乳头属肝，冲脉所司在肝而又隶于足阳明胃经，故冲脉与乳房、乳头相关。经前乳房胀痛和肝脏关系更为密切。其病机为肝气郁结，导致乳络不通。常见分型有肝郁气滞和胃虚痰滞。

肝郁气滞型

此证患者素性抑郁，经前或经期冲脉气血充盛，肝脉气血郁满，乳络不畅，遂致乳房胀痛或乳头痒痛。表现为经前乳房胀痛或乳头痒痛，痛甚不可触衣，疼痛拒按。

胃虚痰滞型

此证患者因饮食不节，损伤脾胃，脾虚运化失职，水湿聚而成痰，经前或经期冲气偏盛，冲气挟痰湿阻络，遂致乳房胀痛或乳头痒痛。表现为经前或经期乳房胀痛或乳头痒痛，痛甚不可触衣，伴随平素带下量多，色白稠黏。

女性乳房属生殖系统的一部分，受雌、孕激素的影响很大。如果在某个阶段身体的内分泌系统或卵巢功能发生紊乱，就会对月经周期及乳房有影响，最常见且最轻的症状就是月经前乳胀。如果出现了严重胀痛及肿块，不加以治疗，日后很可能发生子宫肌瘤、乳腺增生以及妇科肿瘤等严重的妇科疾病。所以，早期预防极为重要。

小偏方：玫瑰奶茶

【原料】佛手6克，玫瑰花6克，陈皮5克，绿萼梅3克，薄荷3克。

【用法】砂锅中注水烧开，倒入洗净的以上诸味搅匀，用中火煮约3分钟，关火待用。将煮好的茶汁滤入杯中，加入少许蜂蜜，搅匀。可在经期来临前一周开始服用，以做预防，经期亦可服用。

【功效】适用于肝郁气滞型的经期乳房胀痛。

小偏方：薏米海带排骨汤

【原料】生薏米50克，海带100克，陈皮10克，排骨250克。

【用法】以上诸味加入清水煮烂即可食用。

【功效】适用于胃虚痰滞型，健脾除湿，行气散结。

本病的发生与情志因素密切相关，应保持乐观情绪，切忌发怒或生闷气，平时多运动并参加适当的社交活动，在月经前一周少吃盐和辛辣刺激的饮食，特别是要禁忌生冷以及含有咖啡因和尼古丁的食物与饮料。

穴位按摩治疗乳房过小

2013年，一名经常在我这调理的女性带自己的女儿过来看病。其实她女儿没有什么妇科大问题，唯一的问题就是胸部太小，已经18岁了，可乳房几乎没怎么发育，她妈妈挺为她苦恼的，女儿也比较自卑，形容自己是"太平公主"。因为她妈妈知道我比较擅长妇科这一块的各种相关疾病，就带女儿过来问问中医有什么办法。当时给她处方健脾的中药，配合穴位按摩，加上乳腺保健操并配合扩胸运动。后来这小女孩去了美国念书，就没再来就诊，一年后假期回来，再见到她时，发现乳房确实还是有变化的。

女性乳房是女性的第二性征，丰满的乳房是女性健美的一个重要标志。女孩子步入青春期后，大约从10岁起，乳房开始发育，并且随着乳腺组织不断发育，乳房渐渐增大，一般16~17岁时乳房发育成熟，此时乳房外形丰满。乳房大小因人而异，一般身材瘦长者的乳房较小，身体矮胖者乳房较为丰满。

常见的乳房发育不良为无乳房、小乳房、无乳头、乳房不对称、乳房发育迟缓、多乳头、巨乳症。小乳房是常见的现象，表现为乳房明显偏小，胸脯平坦，多属生理性，有一定的遗传因素。如果生殖器及其他性征如阴毛、腋毛等发育正常，月经正常，则对婚育的影响不大。随着哺乳期的到来，在体内激素的作用下，乳房可以增大，不影响哺乳。

乳房的发育受很多因素的影响，如内分泌、营养、遗传、种族、体型、疾病等。这些因素常常决定乳房的大小及丰满程度，也可导致乳房发育不良或异常，其中有些因素是生理性的，也有些属于病理性的。

现代医学认为，乳房发育主要与下丘脑-垂体-卵巢轴分泌激素功能相关，尤其与雌、孕激素水平有密切关系。若机体雌、孕激素水平下降，则会使乳腺发育不良，从而导致乳房扁平偏小。

女性乳房与足少阴肾经有密切的联系，肾的先天精气对乳房的生理病理影响最大，肾气盛则天癸至，两乳渐丰满，肾气衰则天癸竭，乳房也即衰萎。女子以血为本，常表现为阴血不足。

中医学认为，乳房与冲任两脉、足阳明胃经、足少阴肾经、足厥阴肝经关系最为密切。乳房发育不良是肾气虚、阴血不足、冲任脉络空虚所致，或因肝郁气滞、瘀阻脉络、冲任不调而成。

肾气虚型一般伴随伴有眩晕耳鸣、失眠多梦、腰膝酸软等症。而肝气郁型伴有情志不畅、心情郁闷、经常叹息、胸闷不适、脘腹胀满、纳谷不香。

乳房发育过小，一般人不会去就医，但自己可在家进行穴位按摩。选穴：丰隆穴，足三里穴，太冲穴，膻中穴，乳根穴。每个穴位按摩两分钟，动作轻柔，同时配合左右前后的扩胸运动。

内服外敷治疗乳腺炎

　　2016年10月，接诊了一位北京患者，产后调理，最主要的问题就是乳腺炎。在北京某医院生孩子的时候，本来选择的是顺产，可是产程太长，在生产过程中又改成了剖宫产。产后也没有及时开奶导致了乳腺管堵塞，引发了急性乳腺炎。当时看到她的时候情况已经非常严重了，躺在床上痛苦万分，乳房肿胀得特别厉害，坚硬如石。当时即采用了放血疗法，并处以方药，且用药渣外敷。两天以后患者可以正常哺乳。

　　乳腺炎是女性常见的疾病，根据不同的成因可以分为急性化脓性乳腺炎、乳晕旁瘘管、浆细胞性乳腺炎等。其中，急性化脓性乳腺炎是最为常见的一种，很多女性在哺乳期会受到它的困扰。

　　急性化脓性乳腺炎多发生于哺乳期，特别是初产妇产后1~2个月内，中医称为"乳痈"。急性乳腺炎有很高的发病率，初产妇急性乳腺炎的发病率要比经产妇高很多，我们要提高对急性化脓性乳腺炎的重视，但大家也不要过于担心，急性乳腺炎是可防、可控、可治的。急性化脓性乳腺炎往往发生在哺乳期，伴有乳汁淤积、细菌感染，呈急性炎症表现，局部有红肿热痛，寒战高热。先有乳头皲裂，哺乳时乳头刺痛，乳汁淤积，部分乳管阻塞发生胀痛、硬结，并伴随全身发热等症状，会让产妇异常痛苦，而且不能继续哺乳，影响婴儿的健康。要从妊娠后期开始预防，做好产褥期保健。

最常见的乳汁淤积是由于产妇哺乳经验不足、哺乳方法不当导致过多的乳汁排出不畅，乳汁淤积成块。细菌感染、哺乳时间过长、小儿含乳而睡，致使乳头表面糜烂或小儿咬破乳头，细菌由破口而入，也会造成乳腺炎症。

急性乳腺炎在中医上称为乳痈，可分为初期、成脓期、溃破期三期。初期表现为乳房肿胀疼痛，乳汁分泌不畅，伴恶寒发热，头痛，胸闷不舒。肿块逐渐增大，皮肤焮红，疼痛加重，壮热不退，有化脓趋势；若壮热、疼痛十余天不见减轻，硬块中央变软，按之有波动感时，是属成脓阶段。溃破期表现为溃出脓后，一般热退，肿消痛减，逐渐愈合，有的溃破后肿痛不减，身热不退，或溃破后乳汁从疮口处溢出，会形成乳漏。

乳汁多而少饮以及小儿口中热毒之气使乳汁淤积，乳络不畅，化热而成痈肿。情志不畅，肝气不舒，胃热壅滞，气血瘀滞，也是形成乳痈的原因。

对于急性乳腺炎患者，需清肝胃之热，可选择内服加外敷的办法。原料：蒲公英30克，漏芦30克，王不留行30克，通草6克。用法：水煎内服并用药渣外敷于患处，用纱布固定，4小时换一次。功效：清热解毒，通经下乳，消肿散结。

急性化脓性乳腺炎（乳痈）是可以预防的，以下几点可供参考。

产前注意乳房卫生，保护乳头，在妊娠后期，可用温水轻轻擦拭乳头，一天两次。保持心情愉快，不要过食肥甘厚味。

产后注意使用正确的哺乳方法，每次哺乳时吸尽乳汁，如吸不尽，可用吸乳器吸或用手按摩挤出，尽量使乳汁排空，防止淤积；若乳头破损或皲裂，则暂停哺乳，用吸乳器将乳汁吸出喂小儿。

消乳散治疗乳腺增生

2016年8月，门诊来了一位女生，说她经常看我微博，这次来京出差顺便来找我看病。主要症状就是经前胸部刺痛，并且有逐渐加重的趋势。有乳癌家族史，所以自己开始胸部刺痛的时候就开始担心了。当时给她扎完针后开药嘱咐其外敷治疗。后来微信再联系的时候，她说乳房已经变得非常柔软了，形容说"像水袋一样"。

乳腺增生是乳房部一种非炎症性疾病，其特点是乳房出现形状大小不一的肿块，乳房胀痛，月经前乳腺胀痛明显，整个乳房有弥漫性结节感，并伴有触痛；一般患者还伴随痛经；患者常感情志不畅或心烦易怒，每遇生气、精神紧张或劳累后加重。

西医学认为乳腺增生主要是由内分泌失调、激素代谢紊乱引起的。随着月经周期的变化，各种激素的分泌量也发生周期性的变化，乳腺组织也周期性地发生着增生、复旧的变化。由于各种原因导致激素分泌失调，雌激素水平增高，会出现乳腺组织增生过度和复旧不全，若一段时间以后，增生的乳腺组织不能完全消退，就会形成乳腺增生症。

乳腺增生，中医学称之为乳癖。中医学认为乳癖的发生与饮食、情志、劳倦有很大的关系。很多乳癖的患者都伴有精神压力大、心情不快、情志抑郁。乳头属足厥阴肝经，肝主疏泄，情志不畅则气机不利。乳房属胃，忧思过度则伤脾，脾伤则运化无权，经络不通。日积月累，气滞血瘀，形成有形之物。情志不畅是发生本病最常见的原因。

现代社会生活节奏快，竞争压力大，大家忙于应付各种工作、学习负担，元气过度损耗。肾藏精，为生之本。劳力过度，损耗元气，损伤肾气，先天之气受损，致使脾胃后天之气亦受损，乳络失其所养，滞结成块，发生乳癖。

饮食习惯也与乳癖的发生有很大的关系。脾胃为后天之本，为气血化生之源，饮食不规律，过食肥甘厚味，痰湿内生，积聚日久，亦会导致乳癖。

中医将乳癖分为以下两种类型：

肝郁气滞型

月经先期或行经期乳房肿痛，随喜怒消长，按之可动，不与深部组织粘连，月经经量较多，胸闷嗳气，精神抑郁，心烦易怒。

冲任不调型

乳房有肿块，经前或经期疼痛加重，经行后减轻或消失，经期多后延，经痛不剧，经量少，身倦无力，腰酸肢冷，少腹畏寒。

中西医均认为乳癖的发生与月经周期变化有着密切的关系。女性月经周期为阴阳消长的转化过程，乳房在月经周期中的生理变化为经前充盈，经后疏泄。在不同的时期，宜采取不同的措施防治乳癖。

乳腺增生可用刮痧治疗，并配合外敷消乳散。原料：白芥子30克，生牡蛎30克，川楝子10克，郁金20克，王不留行30克，公丁香30克，赤芍20克。用法：以上诸药焙干研末，用纯棉白布裁成6厘米×5厘米的小块，靠外侧一面加一层保鲜膜，将上药末分装为2袋封口。用法：将上药末放置在乳罩夹层内，有保鲜膜的一面朝外，无保鲜膜的紧贴在增生的乳腺上，并完全覆盖病变部位，固定好。每周更换一次，夏天可根据实际出汗情况更换。持续一个月。

莱麦退乳汤治疗乳头溢液

2017年4月，接诊了一位乳头溢液的患者。患者产后4年，孩子断奶也有两年多了，但还是经常会出现乳头溢液的情况。患者担心会有乳腺其他的病变，感觉非常困扰，在老公的陪同下前来就诊。当时即给她开了一些治疗乳头溢液的处方。一周以后，通过微信得知，乳头溢液的现象已经明显减少了，遂建议按照原方再服用一周。

乳头溢液是乳腺疾病的常见症状，一般可以分为生理性溢液及病理性溢液。生理性溢液是指妊娠和哺乳期的泌乳现象、镇静药或口服避孕药引起的乳头溢液及绝经后妇女乳头少量溢液等。病理性溢液是指非生理情况下，间断性或持续性，从数月到数年的乳头溢液。

现代医学认为，间脑疾病或脑垂体病变、内分泌系统疾病、胸部疾病、激素类药物的副作用，可引起人体的内分泌功能紊乱，刺激催乳素分泌，导致乳头溢液。

　　80%以上的乳癌患者首先出现的症状就是乳腺上有肿块，而且患者常在无意中摸到肿块。肿块多为单个，摸起来较硬，表面不太光滑，边缘不规则、不清晰，常与皮肤粘连。乳腺皮肤可出现凹陷，有如"酒窝"，也有的会出现乳腺皮肤变得像橘子皮。大多数乳癌不痛，少数有不同程度的隐痛或刺痛。少部分乳癌患者伴有乳头血性溢液。

　　关于乳头溢液的治疗要根据不同的情况来看，看溢液是什么性质的——脓性、血性还是无色液体，不同的情况提示的疾病不同，如果有什么不适的症状，建议到医院做检查后再做治疗。

　　中医根据其临床表现进行分型治疗：

肝郁气滞型

　　乳房胀痛、窜痛，乳房疼痛或肿块与月经、情绪变化相关，烦躁易怒。

肝郁火旺型

　　乳头溢液颜色鲜红或黯红，伴有性情急躁，心烦易怒，胸闷胁痛，口苦咽干。

脾不统血型

　　乳头溢液颜色淡红或黄色稀水，伴有倦怠乏力、食欲缺乏，大便溏薄。

痰瘀互结型

　　乳房刺痛，乳房胀痛和肿块边界不清，月经延期，行经不畅或伴有瘀块。舌下脉络粗胀、青紫。

冲任失调型

　　多见于中年妇女，乳房疼痛和肿块在月经前加重，经后缓解。

小偏方：莱麦退乳汤

【原料】莱菔子10克，炒神曲30克，生麦芽60克。

【用法】水煎服，早晚各一次。

【功效】适用于生理性溢乳。

乳头溢液的患者平时可多吃具有抗乳癌作用的食物，如海马、蟹、文蛤、牡蛎、海带。也可多吃具有增强免疫力、防止复发的食物，包括桑葚、猕猴桃、薏米。

乳头溢液饮食禁忌：忌烟、酒、咖啡、可可；忌辣椒、姜、桂皮等辛辣刺激性食物；忌肥腻、油煎、霉变、腌制食物；忌公鸡等发物。

在日常护理预防方面，可在医生指导下服用避孕药、镇静药，防止因用药不当引起乳头溢液。另外，发生非生理性、妊娠、哺乳期以外的乳头溢液现象应及时到医院进一步检查，明确诊断、治疗。

艾灸散寒治疗乳癌

乳腺癌中医称为乳癌、乳岩，通常发生在乳腺上皮组织，是一种严重影响妇女身心健康甚至危及生命的常见恶性肿瘤。据报道，其发病率在妇女中仅次于子宫癌。它的发病常与遗传有关，患者年龄往往在40～60岁，绝经期前后的妇女发病率较高。乳癌男性罕见，但也存在少量男性患乳癌的现象。

乳癌的常见症状有乳房肿块、泌乳障碍、乳头内陷、乳头溢液和乳头破碎。乳癌的早期发现、早期诊断，是提高疗效的关键。

乳癌的病因尚未完全清楚，不过研究发现，乳癌的发病存在一定的规律性，具有乳癌高危因素的女性容易患乳癌。

乳癌的危险因素有：月经初潮早（<12岁），绝经迟（>55岁）；未婚，未育，晚育，未哺乳；患乳腺良性疾病未及时诊治；经医院活检（活组织检查）证实患有乳腺非典型增生；胸部接受过高剂量放射线的照射；长期服用外源性雌激素；绝经后肥胖；长期过量饮酒；携带与乳癌相关的突变基因。具有以上若干项危险因素的女性并不一定患乳癌，只能说其患乳癌的风险比正常人高。相对而言，中国妇女乳癌的发病率还是低的。

乳癌多生于妇女，因郁怒伤肝，思虑伤脾，以致气滞痰凝而成，或冲任二经失调，气滞血凝而生。具体表现为初起乳中结成小核如豆大，渐渐大如棋子，不疼不痒，不红不热，始感疼痛，痛即不休。未溃时，肿如堆粟，色紫坚硬。渐渐溃烂，时出臭血。溃烂深如岩穴，疼痛连心。有的初起时乳房发生肿块，也有初起时乳晕部位出现丘疹，乳头逐渐凹陷，后期乳头溃烂。

中医讲究阳化气阴成形，乳癌属于阴气逐渐凝滞而形成的有形实体，其形成初期可以用艾条在有包块的部位进行艾灸。艾条的作用不仅在于它的温热性，中医认为艾条属"九"，阳气最强，可以有效地缓解阴气的凝滞。现代物理学研究表明，艾这种植物的振动频率和人体最相近，正是因为能量的共振才会有能量的输入和输出，阴寒凝滞形成的肿块用艾条灸效果最显著。

乳癌患者平时应该建立良好的生活方式，调整好生活节奏，保持心情舒畅。坚持体育锻炼，积极参加社交活动，避免和减少精神、心理紧张因素，保持心态平和，养成良好的饮食习惯，不乱用外源性雌激素，不长期过量饮酒。

建议女性朋友了解一些乳腺疾病的科普知识，掌握乳腺自我检查方法，养成定期乳腺自查习惯，积极参加乳癌筛查，防患于未然。

外敷治疗乳头、乳晕色泽深

　　乳晕是乳头周围皮肤色素沉着较深的环形区，色泽各异，青春期呈玫瑰红色，妊娠期、哺乳期色素沉着加深，呈深褐色。乳晕部皮肤有腺体，乳晕上一些明显的小突起是皮脂腺，较大而表浅，用来分泌油脂，保护娇嫩的乳头和乳晕。分泌物具有保护皮肤、润滑乳头及婴儿口唇的作用。怀孕后乳晕颜色会加深，并且永不褪色。但乳晕的颜色因人而异，并不能单纯依据女性乳晕颜色的深浅判断其性经验的多少或者是否生育过。

　　一般来说，女性的乳头和乳腺发育各有不同，乳头的颜色也有许多差别。乳晕变黑的主因是细胞老化、雌激素分泌，导致乳头表皮组织的黑色素沉淀。只要是到了性成熟期，乳头自然就会呈现黑晕色，而如果曾有过性经验的女人，乳头也会有这样的变化；不仅乳头颜色变黑，性器也会渐渐变成黑晕色。因此，乳晕变黑是女性身体成熟的象征，拥有美好性经验的女性，乳房也会因此而成长丰满，身型也会更加窈窕迷人。

乳晕颜色变深具体可有以下几方面的原因

怀孕：雌激素的改变造成乳晕变大、变黑，即使产后雌激素逐渐恢复正常，乳晕大小和颜色也不可能恢复怀孕前的样子。

晒太阳：穿着没有防晒效果的比基尼，下水后布料更透，让阳光有机会侵袭胸部。喜欢穿薄透内衣，或者不穿内衣、不防晒，都会造成乳晕变黑。

过度刺激：过度的性生活、婴儿吸吮母乳，以及喜欢以海绵刷拭身体、去角质方式不当等，也会造成黑色素沉淀。

穿着粗糙内衣：内衣材质粗糙，不断摩擦乳头，乳晕也会形成黑色素沉淀。

凡女性雌激素水平较高者，都会出现乳头发黑、乳晕及小阴唇的颜色发黑现象，这是一种健康的女性特征。更年期后的妇女，因为雌激素水平低下，乳头、乳晕及小阴唇便会出现粉红色。

若要在日常调养中改善乳头、乳晕颜色，可选择以下方法：一份蜂蜜加三份面粉（也就是1∶3的分量）搅拌成面膜状涂在乳头、乳晕上，15分钟后洗掉，再用热毛巾敷几遍（热毛巾变凉为一遍），敷完后用化妆棉蘸碱性化妆水擦一下，这是为了收紧热敷后的皮肤组织清洁（爽肤水、整肤水或者柔肤水都可以）。当然，如果实在不放心化妆水，可以用矿泉水或者凉开水代替。

此法一个星期最多做两次，一般做五六次后会慢慢恢复乳头、乳晕原有的嫩红，但如果是先天的乳头、乳晕偏黑，可试做十来次。

众所周知，蜂蜜和面粉都是天然的绿色食品，两者的性质都非常温和，不会伤害到乳头、乳晕如此娇嫩的部位。最后用爽肤水擦的时候，轻轻用化妆棉沾一些擦就行了，主要起清洁作用，而且它挥发得很快，不会对乳头、乳晕造成副作用。

注意事项

可以用珍珠粉代替面粉，但是珍珠粉成本比面粉高，其实没必要这么做；面粉是去除黑色素的，没有面粉或者没有蜂蜜都没法起到去黑效果。

不能不热敷直接洗澡，热敷跟洗热水澡是两个观念。

　　不能天天做，乳头、乳晕部位比较娇嫩，天天做会损坏皮肤组织，一个星期最多做两次即可。

　　蜂蜜用一般的花蜜即可。

　　此方法同样适用于对唇部和下体的养护，原理一样。

消乳核茶治疗乳核

乳核又称"乳痰""乳栗"等，多发于生育年龄而体质虚弱者，由肝郁脾虚、痰浊凝结所致。若单纯是乳房的良性肿瘤（相当于西医的乳房纤维腺瘤）称为乳核，而类似于乳房结核性病变的则称为乳发。结核初起时，多生在一侧乳房的偏上方，一个或多个，小的如梅，大的如李，质硬，推之可动，皮色不变，触之不痛；数月后，肿块增大，皮色微红，慢性质软，是已化脓；溃破后常成瘘管，脓液清稀，并杂有败絮样物，疮口腐肉不脱，患侧腋窝常有肿大之结块。该病是妇女乳房的一类慢性炎症，包括一些结核病变。

乳核多发于20～25岁女性，其次是15～20岁和25～30岁，一般无乳房疼痛，少数可有轻微胀痛，但与月经无关；肿块常为单发，也可见多个肿块在单侧或双侧乳房内同时或先后出现；形状呈圆形或椭圆形，直径大多在0.5～5厘米，边界清楚，质地中等或偏硬，表面光滑，按之有硬橡皮球之弹性，活动度大，触诊常有滑脱感；肿块通常生长缓慢，妊娠期可迅速增大，应排除恶变可能。

早期阶段，患者大多数有月经不规则、经量少、月经来潮前出现疼痛等症状，多以双侧发病，常以一侧为重。轻者有胀痛、刺痛，严重者如刀割样痛，等到月经来潮后，胀痛可减轻或消失。临床检查患者的乳房内无明显的肿块，但似有局部组织肥厚，呈"疙瘩"样，或可有小结节等。如进一步发展到乳腺重度增生时，疼痛已不是主要的症状，这时小叶内末梢导管明显扩张成为小囊肿，囊内充满液体。临床检查能触及质地较硬的肿块及多个结节，也可出现乳头溢液，一般为草黄色或棕褐色。

乳核应做的辅助检查：B超可见肿块边界清楚，有一层光滑完整的包膜，内部回声分布均匀，后方回声可见增强，无血流改变；钼靶X线摄片可见边缘整齐的圆形或椭圆形致密肿块影，边缘清楚，四周可见透亮带，偶见规整粗大的钙化点。

对单发纤维腺瘤，尤其是绝经后或妊娠前发现肿块、服药治疗期间肿块继续增大者，治疗以手术切除为宜，并做术中冰冻切片检查和病理检查；对多发或复发性纤维腺瘤可试用中药治疗，可起到控制肿瘤生长、减少肿瘤复发甚至消除肿块的作用。

肝气郁结型

平素郁闷忧思，致肝气郁结，气痰滞结于乳络，演变为核。表现为乳房肿块较小，生长缓慢，不红不热，不觉疼痛，推之可移，伴胸闷叹息，舌质正常，苔薄白，脉弦。治疗以疏肝解郁、化痰散结为主。

血瘀痰凝型

冲任失调，痰瘀互结于乳房而成核。表现为乳房肿块较大，坚硬木实，乳房重坠不适，伴胸闷牵痛，烦闷急躁，或月经不调、痛经等，舌质黯红，苔薄腻，脉弦滑或弦细。治疗以疏肝活血、化痰散结为主。

小偏方：消乳核茶

【材料】大贝母12克，海藻15克，金橘叶6克。

【用法】前二味以清水适量煎沸；金橘叶置盖杯中，用煎沸的药汁冲泡，闷15分钟，代茶饮用。每日1剂。

【功效】清热化痰，理气散结，主要用于乳核初起。

乳核患者在服用汤药期间，应注意饮食宜忌，不要食生冷、油腻、腥发及刺激性食物；注意经期停服；发生感冒等感染性疾患时停服。如果服用一段时间中药后，腺瘤不仅没有缩小，而且继续增大，且增长比较迅速，则宜停止中药治疗，而及时予以手术。除了辨证论治之外，还有一些常用的中成药，以及各医院根据单方验方自制的院内制剂，均可在医生的指导下服用，并定期复查。

另外，心理上的治疗非常重要。紧张刺激，忧虑悲伤，造成神经衰弱，会加重内分泌失调，促使增生症的加重。注意少生气，保持情绪稳定。

饮食上，要少吃油炸食品、动物脂肪、甜食及过多进补食品，多吃蔬菜、水果和粗粮。禁止滥用避孕药及含雌激素美容用品，不吃用雌激素喂养的鸡、牛肉。

生活起居上要有规律，劳逸结合，保持性生活和谐。平时多运动，防止肥胖，提高免疫力。

最后，要及时自我检查和定期复查，避免人流。产妇多喂奶，能防患于未然。

三橘酒治疗乳痨

乳痨是以乳房结块如梅李，不痛，边界不清，皮肉相连，肿块化脓溃后脓出稀薄，疮口不易收敛，病程缓慢为主要表现的结核性疾病。其相当于西医的乳房结核，也有中医称之为乳痰。本病多由素体肺肾阴虚，阴虚火旺，灼津为痰，痰火凝结而成；或由情志内伤，肝郁化火，耗伤阴液，痰凝气郁而成；或由肺痨、瘰疬、肾痨等病继发。患者多原有结核病史，常为20～40岁已婚并曾生育的妇女，病程进展缓慢。

乳痨病机分为气滞痰凝、正虚邪恋及阴虚火旺。气滞痰凝多见于初起阶段，因体质素虚，肺肾阴虚，阴虚则火旺，火灼津为痰，痰火凝结，更兼肝气郁结，气滞痰凝，阻于乳络，而致乳房肿块质硬。正虚邪恋多见于成脓或溃后，发病后失于治疗或治疗不当，正气渐虚，痰热之邪未能清除，致乳房肿块增大。阴虚火旺多见于后期。病程日久，以致耗伤气血，阴虚更甚，皮肉不得气血之濡养，故疮口日久难愈。

初起：乳房部一个或数个结节状肿块，大小不等，边界不清，硬而不坚，肤色如常，不痛或微痛，推之可动，伴心情不畅，胸闷胁胀，舌质红，苔薄腻，脉弦滑者，为气滞痰凝证，治疗以疏肝解郁、滋阴化痰为主。外治可用阳和解凝膏掺桂麝散或黑退消敷贴。

成脓：肿块逐渐增大，相互融合，与皮肤粘连，推之不动，压痛或隐隐作痛，皮色微红微肿，成脓较迟，常需数日之久。若肿块软化，则已形成寒性脓肿，多位于一侧乳房部偏上方。患侧腋窝淋巴结肿大。有时，肿块不软化，而发生纤维组织增生，引起病变乳房部的硬化，使乳房严重变形或乳头内陷。伴面色㿠白，神疲乏力，食欲缺乏，舌淡，苔薄白，脉虚无力者，则为正虚毒恋之证，治疗以补益气血、托里透脓为主。波动明显者宜切开排脓。

溃后：脓肿溃破后发生一个或数个窦道或溃疡，排出混有豆腐渣样碎屑的稀薄脓液，腐肉不脱，极难收口，或形成疮口日久难敛，或形成乳漏，局部有潜在性空腔或窦道。伴潮热颧红，干咳痰红，形瘦食少，舌质红，苔少，脉细数者，则为阴虚痰热证，治疗以养阴清热为主。溃破后伤口局部可用七三丹、八二丹药线引流，红油膏盖贴；腐脱肉鲜，改用生肌散、生肌玉红膏。形成瘘管，用白降丹或红升丹药捻条插入，脓尽后改用生肌散。

小偏方：三橘酒

【材料】青橘叶、青橘皮、橘核各15克，黄酒适量。

【用法】将上三味洗净，然后以黄酒加水煎汤。每日1剂，分2次温服。

【功效】适用于乳痨患者。

乳痨患者在饮食上最好保证充足的高蛋白质和足够的热能，以补充消耗。脂肪摄入不宜过高，荤素搭配适当，不要过于油腻，以免影响消化。消化膳食应有丰富的无机盐和维生素，有利于病灶的钙化、病体的康复。要注意膳食纤维的供给量，保持大便通畅。多吃新鲜的蔬菜、水果、粗粮。对消化功能较差者，饮食以清淡爽口、多样化为好。可用高蛋白少油半流食，以提高病人的营养和增进食欲。饮食还可多选有滋阴退虚热的鳗鱼、鳖、乌龟、黑鱼、鸭蛋、鸭、银耳、甘蔗、菱、黑木耳、海蜇皮、山药、豆浆、香蕉、梨、西瓜等品。

乳痨的病变性质与其他部位的结核病变相同，而且往往继发于其他部位的结核，尤其是肺结核、胸壁结核等。

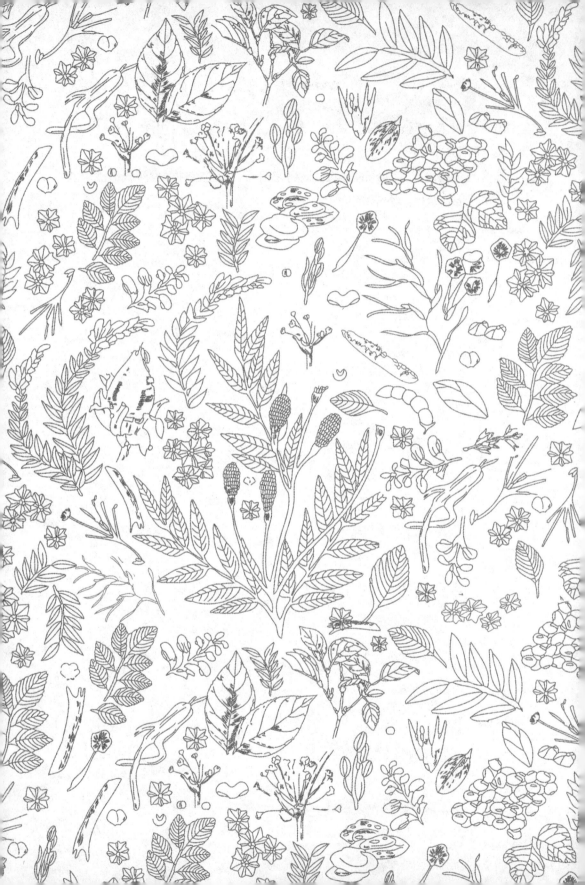

第五章

护好女人的"秘密花园"，
做甜蜜美女人

艾灸关元治疗子宫寒冷

2017年2月，门诊接诊了一位姓张的女士，说自己小腹凉，形容那种凉"犹如从腰部凉到脚底""小腹像冰箱一样，由内而外透着凉气"，说自己平时喝温水都不可以，必须喝烫的水。这是非常严重的宫寒病例了。

"子宫寒冷"即宫寒，是指妇女肾阳不足，胞宫失于温煦所出现的证候，往往伴有下腹坠胀、疼痛。百病起于寒，绝大部分妇科病都会有宫寒的表现。怎样判断自己是不是宫寒呢？

小腹寒凉。宫寒的女性用手扪及肚脐正下方会感到非常寒凉，典型表现为寒凉在正下方，稍微往两侧都不会有寒凉的感觉。

发胖。宫寒者常常浑身发胖，这是由于子宫热量不足，为了维护自身的生理机能，脂肪就充当起"护宫使者"，子宫越冷，身体就越需要囤积脂肪，从而引起发胖。寒暖是女性身体健康的晴雨表：子宫温暖，体内气血运行通畅，种下的"种子"就易发育成胎儿；如果子宫受寒，血气遇寒就会凝结，不但身体形貌不能保持，繁衍后代更无从谈起。

月经异常。经前小腹有坠胀感，两乳胀痛；经期腹痛，小腹发凉，月经色黑有血块，个别女性痛经达到难以忍受之程度。

有些女性天生体质较寒：四肢容易冰冷，对气候转凉特别敏感，脸色比一般人苍白，喜欢喝热饮，很少口渴，冬天怕冷，夏天耐热。寒性体质大多由后天因素造成，居住环境寒冷、嗜好寒凉食物、过劳或易怒损伤身体阳气……这些是让身体偏寒的常见问题。另外，还有一部分遗传因素，也许父母体质偏寒，或者是出生时，父母年龄比较大，身体阳气逐渐减少，这会直接导致患者的基因携带寒性体质的源代码。即使和别人处在相同的条件下，他们也更容易出现宫寒的症状，所以除了小心防寒之外，还要长期温煦身体。

体寒乃百病之源。俗话说"十病九寒""病从寒中来"，女性往往为了追求体形苗条而衣着暴露，甚至在冬季也衣着单薄，违背了养生原则。医生提醒女性朋友们，夏天是宫寒出现频率最高的季节。夏天天气酷热，很多女性喜欢待在室内，穿着清凉，吹着空调，不知不觉中子宫却受着寒冷的"折磨"，导致宫寒的出现，使子宫功能大大降低，容易出现手脚冰冷、浑身无力、食欲缺乏甚至月经不调的症状。

现代社会，快速减肥蔚然成风，无论采取节食、运动还是吃药，减肥途径都是做到消耗大于摄入即可，但必须是一个较长的过程。如果用很短的时间达到瘦身目的，那就只能用健康作为代价了。快速瘦身无非是采用峻烈猛药、以非正常手段排出体内多余的水分和脂肪。这在中医看来，等于身体在短时间内丢失了大量的能量性物质，寒邪很可能乘虚而入，攻击子宫。

在中医养生传统中，女性体质属阴，不可以贪凉。即使在炎热的夏季，也不可以贪食冷饮、冰茶、瓜果等寒凉之物，更不能一年四季举着冰激凌。吃了过多寒凉、生冷的食物后，这些食物进入体内会消耗阳气，导致寒邪内生，侵害子宫。

精卵的结合及胎儿的生长，需要消耗女性大量的能量物质，所以怀孕中的部分女性会有一个很脆弱的身体和布满色斑的面容。而流产就相当于突然全部扔掉那些能量物质，需要损耗人体大量的阳气，如果休养不到位，阳气久耗，子宫失去温煦，宫寒随之产生。

中医认为"子宫寒冷"并不单指某一种症状，而是中医学对患者形形色色临床症状的总称。宫寒的中医调理应从两方面入手：第一，平素注意不可过食生冷寒凉，注意季节变化，应时加衣保暖；第二，可以服用中草药或通过艾条温阳化气，固本填精，调理冲任。

平时有宫寒的女性，在增强锻炼、改善生活习惯的同时，可以通过一些外治法来调养，例如艾灸关元穴。中医认为，关元穴具有培元固本、补益下焦之功，凡元气亏损均可使用。关元穴是小肠的募穴，小肠之气结聚此穴并经此穴输转至皮部。它为先天之气海，是养生吐纳、吸气凝神的地方，古人称之为人身元阴元阳交关之处，老子称之为"玄之又玄，众妙之门"。关元穴在肚脐下三寸，作为保健强身长寿穴，还可助孕、治疗痛经。需注意孕妇慎灸，因为关元穴上一寸为石门，石门针灸都是需要极为注意的，一不小心就会导致不孕；且艾灸补气，孕妇气太足容易造成胎动不安。

消症散治疗子宫肌瘤

　　2017年年初，门诊来了一位大学老师，子宫肌瘤术一年后复发。当时看她的检测结果，肌瘤已经又长到3厘米×4厘米，患者不想再去医院做切除，而且本身是瘢痕体质，想要保守治疗。当时给她处以中药配合外敷的治疗，三个月后患者告知，去医院检查，肌瘤已经消失。

　　当B超医生告诉你子宫内有一个或多个肌瘤的时候，我想大部分的女性朋友都会不淡定了，毕竟"子宫肌瘤"这四个字中还带着一个"瘤"字呢。不过大家也别太焦虑，通常，我们说的子宫肌瘤就是女性生殖器官中常见的良性肿瘤。

　　世界上约有20%的人患有子宫肌瘤，但由于肿瘤的发展缓慢而没有什么临床的症状，所以有些情况下，是因为身体检查无意间查到此病，大部分人没有得到更早的治疗，甚至没有治疗。

　　现代医学对有关子宫肌瘤的病因迄今仍不十分清楚。中医认为子宫肌瘤与肝郁、痰凝、寒湿、血瘀等因素有关。中医治疗子宫肌瘤以活血化瘀、散结消症为主。简单来说，中医将子宫肌瘤分为几种证型，大家可以自我对照。

气滞型

这类女性主要表现为月经量多或淋漓不净，色黯红，有血块，小腹胀满，痛无定处。平时还需注意调养情志，适当运动，多出去走走，陶冶性情，放宽心态。

寒凝血瘀型

这类女性主要表现为月经量少，色紫黯，有血块，小腹冷痛，得热痛减，面色青白，四肢不温。平时还应少吃寒凉冰镇食物，多食性温的食物，注意保暖，适当锻炼。

痰湿型

这类女性主要表现为下腹部包块，时有作痛，按之柔软，带下较多。偏寒则带下色白质黏腻，形体畏寒；偏热则带下色黄质黏腻，有臭味。平时饮食宜清淡，少食肥甘厚腻之品，适当锻炼。

患有子宫肌瘤的女性，在增强锻炼并改变生活习惯的同时，可以通过外治法调养。此处推荐消症散。原料：三棱10克，莪术10克，白芥子15克，丹参30克，枳壳15克，益母草15克，红花15克，川牛膝15克，炒白术15克，贯众15克，三七粉10克，当归10克，黄芪30克，生鸡内金30克。用法：将上述药物打为粗末，放入布袋内，用温水浸透。用法：敷于小腹部。每日1次，每次40分钟，10~15日为1个疗程，疗程间隔3日，连续治疗2个疗程。

还有一个方法同样可治疗子宫肌瘤：中医有一经外奇穴叫做痞根穴，痞就是痞块的意思，体内的肿块都可以用这一穴位来治疗。痞根穴在第一腰椎棘突下，旁开5.5寸。可用艾灸治疗。

灌肠治疗慢性盆腔炎

曾经接诊过一位新加坡患者，苦于盆腔炎很长时间，左侧少腹每天持续半天疼痛，曾经尝试各种办法皆无效，生活和工作受到双重困扰。当时给她治疗了大概半个月即痊愈了。回国之后，患者写了一篇长微博"7年盆腔炎患者治愈记"，形容自己"终于可以在阳光下跑跑步"，说那种自由的感觉像"肖申克的救赎"。现在这篇文章还可以在网上搜到。

慢性盆腔炎在妇科病中比较常见，并且症状持续时间长，预后较差，影响生活质量，因此，女性朋友们对其要引起重视。慢性盆腔炎病情较顽固，可导致月经紊乱、白带增多、腰腹疼痛及不孕等。

慢性盆腔炎一般全身炎症症状不明显，有时仅有低热，易感疲倦。由于病程时间较长，部分患者可出现神经衰弱症状，如精神不振、周身不适、失眠等。当患者抵抗力差时，易有急性或亚急性发作。常引起下腹部坠胀、疼痛及腰骶部酸痛。常在劳累、性交后及月经前后加剧。

当机体免疫功能下降，邻近器官炎症直接蔓延都会导致慢性盆腔炎的发生。各种对盆腔有一定损害的手术及侵入性检查，或没有严格遵守无菌原则，可导致生殖道黏膜损伤、出血、坏死，导致下生殖道内源性菌群的病原体上行感染。盆腔炎多发生在性活跃期妇女，尤其是初次性交年龄小、有多个性伴侣、性交过频以及性伴侣有性传播疾病者。在经期进行性行为，使用不洁的月经垫、盆浴等，均可使病原体侵入而引起炎症。此外，不注意性卫生保健、疏于进行阴道冲洗者，盆腔炎的发生率高。

慢性盆腔炎中医学一般见于"妇人腹痛""癥瘕""带下病"等。其病机特点为虚实夹杂，病程长，反复发作，不易治愈。解决湿、热、瘀、虚并存是辨治本病之关键。本病在中医学中可分为以下几个证型：

气滞血瘀型

主要表现为下腹部胀痛或刺痛，经色紫黑有块，经前情志抑郁，乳房胀痛，舌质紫黯，或有瘀斑瘀点。

湿热瘀阻型

主要表现为下腹隐痛，或疼痛拒按，痛连腰骶，带下量多，色黄，质黏稠，有臭气。

寒湿凝滞型

主要表现为小腹冷痛，得热痛减，带下清稀量多，经行后期，量少色黯。

气虚血瘀型

主要表现为下腹疼痛或坠痛，痛连腰骶，经行加重，带下量多，色白质稀，经期延长。

平时患有慢性盆腔炎的女性，在增强锻炼、改变生活习惯的同时，也可通过灌肠的方式。可使用赤芍红藤汤。原料：赤芍、桃仁各9克，紫花地丁15

克，蒲公英30克，红藤30克，败酱草30克。以上诸药水煎，冷却到38℃为宜。

方法：首先让患者采用右侧卧位，右腿伸直，左腿屈起，暴露肛门。然后用软管取药100毫升，插入肛门15厘米快速灌进，保留1小时以上（灌肠器容积150毫升，软管约30厘米，正规药店皆可买到）。

盆腔炎患者一定要注意个人卫生，具体包括：加强经期、产后、流产后的个人卫生，勤换内裤及卫生巾；避免受风寒，不宜过度劳累；饮食应以清淡的食物为主，忌食生、冷和刺激性食物；月经期避免性生活；尽量避免不必要的妇科检查，以免扩大感染，引起炎症扩散。

同时，在就医过程中应注意医务人员在分娩、流产等子宫腔手术的操作中是否严格消毒。要选择正规医院，以免发生感染而引发盆腔炎。

外洗治疗宫颈糜烂

　　中年患者时女士，患重度宫颈糜烂。来诊时自诉外阴非常瘙痒，白带黄稠，有异味。该女士担心自己会得宫颈癌，遂寻求中医治疗。当时建议她内服加外洗的方法治疗，两个月后，患者告知阴道分泌物减少，瘙痒和异味消失。

　　宫颈糜烂曾经是一个困扰了很多女性的一个疾病。去做体检，几乎十有八九会被诊断为宫颈糜烂。学名：宫颈柱状上皮异位。之所以被称为宫颈糜烂，实际上是过去对宫颈的一种正常表现的错误认识。

　　宫颈糜烂是妇科疾病中最常见的一种，主要症状有白带增多、外阴痒痛、下腹及腰骶部疼痛、尿频或排尿困难，严重者可导致不孕。

　　宫颈糜烂一般由机械性刺激或损伤，如性生活、流产、分娩裂伤和病原体侵袭造成。

　　中医认为宫颈糜烂属中医"带下病"范畴，主要是由于气血亏虚、湿热下注所致，按宫颈糜烂的发病机理可归结为以下三型：

脾虚湿热型

因饮食不节脾气受损，水湿下注，伤及任脉而为带下；也有因脾虚湿盛、湿热下注而致者。主要表现为：带下量多清稀，食少神疲，面色无华。

肾虚湿热型

因素体肾气不足，下元亏损，或因房劳过度，伤及肾元。主要表现为：腰膝酸软，两腿无力。

湿热蕴毒型

经行产后，胞脉空虚，湿毒之邪乘虚而入，损伤任带二脉而为带下。主要表现为：带下量多，色黄白或为脓性，或带血丝。性交痛或性交后阴道出血。腰酸坠胀，腹胀下坠，或有小便频数疼痛、阴痒。

患有宫颈糜烂的女性，平时在增强锻炼改变生活习惯的同时，也可通过外洗的方法。原料：土茯苓30克，野菊花30克，土荆皮15克，川椒15克，地肤子15克，白鲜皮15克，枯矾15克，苍术15克，黄柏15克，蛇床子15克，苦参10克。用法：水煎加入白醋适量外用阴道冲洗或坐浴。每日1～2次，每次15分钟。5日1疗程。

宫颈糜烂患者治疗后注意事项

减少性生活，注意卫生，性交后冲洗阴道，治疗后定期复查，观察创面愈合情况直到痊愈，复查时应注意有无宫颈管狭窄。

预防宫颈糜烂应注意以下几点

讲究性生活卫生，适当控制性生活频率，坚决杜绝婚外性行为并避免经期性交。

及时有效地采取避孕措施，降低人工流产及引产的发生率，以减少人为的创伤和细菌感染的机会。

凡月经周期过短、月经期持续较长者，应予积极治疗。

防止分娩时器械损伤宫颈。

产后发现宫颈裂伤应及时缝合。

定期做妇科检查，以便及时发现宫颈炎症，及时治疗。

四方治疗卵巢早衰

　　一次门诊来了一位福建患者，说是朋友介绍来的，专门来北京找我看病。西医诊断她为卵巢早衰，她也说自己月经不规律，经常会出现月经推迟的现象。但是她自己还比较年轻，有生育需求，来诊的时候求子心切，希望早日圆当妈妈的梦。前前后后加起来给她治疗了大概一年，月经基本恢复正常，再去医院检查时说卵巢早衰得到了明显的改善。

　　在女性的一生中，老化是女人最害怕、最关注的问题之一。长久以来，女性始终在与衰老抗争，人们渐渐发现，卵巢与女人的一生关系密切，它不仅主导女人的灵魂，也是女人容光焕发的源泉。因此，健康的卵巢是女人青春常驻之根本。

　　卵巢早衰是指卵巢功能衰竭所导致的40岁之前闭经超过6个月的现象，一般伴有潮热多汗、面部潮红、性欲低下等表现。

　　中医认为：卵巢早衰多是肾气亏损所致，激素分泌紊乱状态实际就是体内阴阳平衡失调。肾精耗伤时，肾气不足，肾阳虚衰，体内逐渐阴阳失衡，遂致卵巢早衰。卵巢早衰的中医治疗原理是补肝肾，益精血，壮元阳，调脾胃，并且使气血充盈，这样卵巢可以得到滋养，使早衰的卵巢重振生机。

阴虚火旺型

主要表现为突然停经，烘热汗出，潮热面红，五心烦热，头晕耳鸣，腰膝酸软，或足后跟疼，尿赤便干，阴部干涩。

肾虚肝郁型

主要表现为经水早断，腰膝酸软，头晕耳鸣，闷闷不乐，胸闷叹息，多愁易怒，失眠多梦，胁腹胀痛，性功能减退。

肾阳虚型

主要表现为肢冷，头晕耳鸣，腰脊冷痛，性欲淡漠，尿频或夜尿，或五更泄泻，或面浮肢肿。

阴阳俱虚型

主要表现为肾阳虚、肾阴虚症错杂并见，时而畏寒肢冷、浮肿便溏，时而烘热汗出、头晕耳鸣，舌淡或红，苔薄，脉细弱或细弦。治以滋肾温肾、调养冲任为主。想要预防卵巢早衰的女性，在增强锻炼、改变生活习惯的同时，也可通过饮食调养。

小偏方：雪蛤石斛银耳羹

【原料】雪蛤1只，铁皮石斛6克，银耳30克。

【用法】三味药同煮，炖汤。

【功效】益精填髓，抗衰驻颜。

小偏方：清蒸枸杞甲鱼

【原料】甲鱼1只，枸杞子15克，葱、姜、蒜、盐、糖各适量。

【用法】先将甲鱼去内脏洗净，再将枸杞子放入甲鱼腹内，加葱、姜、蒜、盐、糖少许，放锅上清蒸，待熟后食肉饮汤。能滋补肝肾。

【功效】治疗卵巢早衰肝肾亏损、阴虚内热、虚劳骨蒸等，可作为补虚食疗之品。

小偏方：羊肉炖栗子

【原料】羊肉60克，栗子18克，枸杞子15克，盐适量。

【用法】将羊肉洗净切块，加水2000毫升。用武火煮开后用文火煮至半熟时加入去壳栗子、枸杞子再煎20分钟，加盐调味即可。每晚1服用剂，连服1个月。

【功效】卵巢早衰肾阳虚型。

小偏方：生地黄精粥

【原料】生地黄30克，黄精30克（制），大米30克。

【用法】先将前两味水煎去渣取汁，用药汁煮大米为粥，早晚服，食时可加糖少许。每日1剂。

【功效】卵巢早衰诸因所致阴阳气血不足者。

日常生活中如何保护卵巢？

应保持心情愉快，少吃刺激性食物。同时，避免久坐、长期熬夜。

不要乱补激素类药物，咨询医生，适量服用药片或制剂来补充维生素C和维生素E。

不要使用劣质染发剂和增白化妆品。

保持规律的房事生活。规律的房事生活使女性有一个很好的内分泌环境，有利于卵巢的健康。但同时要避免房事过度。

要有营养均衡的饮食，加强锻炼，宜多食富含蛋白质、维生素的食品，如瘦肉、鸡蛋、新鲜蔬菜水果等。少吃生冷、辛辣的食物。不要吸烟和被动吸烟，增强体质。

四方治疗多囊卵巢综合征

多囊卵巢综合征是育龄妇女常见的一种复杂的内分泌及代谢异常所致的疾病，以慢性无排卵（排卵功能紊乱或丧失）和高雄激素血症（妇女体内雄激素产生过剩）为特征，主要临床表现为月经周期不规律、不孕、多毛和痤疮，是最常见的女性内分泌疾病。中医无此病名，在中医古籍中，类似该综合征的记载，散见于经闭、不孕、崩漏、癥瘕等篇章中。

多囊卵巢综合征的发病原因还不清楚，目前认为可能与内分泌功能紊乱、下丘脑-垂体平衡失调有关：由于精神紧张、药物作用以及某些疾病等的影响，丘脑下部分泌促性腺激素释放激素失去周期性，以致垂体分泌的促性腺激素比例失调，造成卵泡虽然发育但不成熟也不排卵，成为囊状卵泡，天长日久就生成很多囊状卵泡，最后卵巢就形成了葡萄状的多囊卵巢。

多囊卵巢综合征是指卵巢里多了几个没有正常发育好的卵泡，而卵泡的发育、成熟和排卵阶段都在卵巢中进行。卵巢的作用，就是由内分泌系统来分泌各种激素控制，比如雄激素、雌激素、胰岛素等等，所以一旦内分泌发生紊乱，卵巢内卵泡的正常发育就会受到抑制，从而无法选出一个发育成熟的优势卵泡，无法正常排卵，达到受孕的目的。那些不能正常发育的卵泡还是会继续残留在卵巢内，使得卵巢变硬、变大，直接影响到女性的月经、怀孕等生理问题，身体也随之发生各种各样的变化，也就是我们说的多囊卵巢综合征。

多囊卵巢综合征是导致女性不孕的一类卵巢疾病，然而多囊卵巢综合征并没有明显的症状，所以不能通过症状进行判断，只有到医院进行相关检查才能确诊。检查一般有以下内容：

了解病史：对于任何疾病来说，首先需要进行相关询问，也就是所谓的查病史，了解患者的年龄、家庭状况、体征以及家族疾病既往史，从而推断囊肿特性，制定相关辅助检查方案。

超声检查：是了解病况最重要的检查，通过超声检查可以准确地了解囊肿的大小、所处的位置以及囊肿的形态，了解囊肿为恶性还是良性，并可以与其他类似肿瘤进行区分。

放射检查：主要是通过肾盂造影、腹部平片、淋巴造影等检查项目，用以鉴别囊肿的性质，以及是否有合并其他疾病，还能看到患者其他相关器脏的健康情况。

细胞学检查：这一检查主要通过穿刺和抽血两种方法，对囊肿的具体情况做出高度判断，例如判断囊肿的性质、病情的轻重，尤其是在判断恶性和良性肿瘤方面具有很高的精准度。

在中医观点里，多囊卵巢综合征病因病机多为内因肾、肝、脾三脏功能失调，并有外因痰湿、瘀血等病理产物侵袭，两者互为因果作用于机体，使肾-天癸-冲任-胞宫轴功能紊乱而致病，故临床以虚实夹杂证多见。笔者认为，肾虚为本病的基本病机，肝郁、痰湿、瘀血为其主要病机。

肾虚型

肾精亏虚使卵子缺乏物质基础，难以发育成熟。中医认为卵子是肾中所藏之"阴精"，卵子的发育与成熟，和肾精的充盛密切相关，肾阴是其生长发育的物质基础，是卵子发育成熟的前提条件。此外，肾阳亏虚既不能鼓舞肾阴的生化和滋长，又使气血运行无力而瘀滞冲任胞脉，更使排卵缺乏原动力，从而导致不孕、闭经等。

肝郁型

肝藏血，主疏泄，性喜条达恶抑郁，若素性忧郁或因七情六欲纷扰，致使肝失条达，疏泄失常，气机郁结，则气滞血瘀，冲任不能相资，胞宫血海不宁，导致月经失调、不孕或痤疮、多毛等。肝失疏泄，气机失调，血脉不畅则发生闭经、月经迟发。

脾虚痰湿型

若素体脾虚，或饮食不节、嗜食膏粱厚味，或劳倦思虑过度伤及脾脏，脾失健运，水精不能回布，反化为饮，聚湿生痰，气机不畅，冲任不通，生化机能不足，痰湿脂膜下注，蕴滞胞宫，则见经少、闭经、不孕等；或痰湿脂膜积聚，蕴结体内，浸渍四肢、肌肉，则形体肥胖，多毛。

瘀血内阻型

瘀血阻滞，冲任不畅，血海不能如期溢满或血不得下，则见月经后期或月经停闭；也可造成血不归经而妄行或瘀阻胞宫，导致崩漏或不孕。

小偏方：归参炖母鸡

【原料】嫩母鸡1只，当归15克，党参30克，生姜10克，烧酒适量。

【用法】嫩母鸡活宰，取鸡肉，切块，与当归、党参、生姜同入炖盅，加适量沸水、烧酒，炖盅加盖，隔水文火炖3～4小时，调味。食鸡饮汤。

【功效】补气养血，调理月经。主治血虚气弱型多囊卵巢综合征。

小偏方：乌鸡鸡血藤汤

【原料】乌鸡1只，血藤30克（斩碎），生姜10克，大枣4枚（去核）。

【用法】乌鸡宰后去毛、肠杂，斩件，放滚水中煮5分钟，取出过冷，与鸡血藤、生姜、大枣同入锅，加清水适量，武火煮沸后改文火煲2小时，调味食。

【功效】补血活血，调理月经。主治血虚兼瘀滞型多囊卵巢综合征。

小偏方：白鸽鳖甲汤

【原料】白鸽1只，鳖甲50克，盐适量。

【用法】白鸽去毛、内脏，鳖甲打碎后纳入白鸽腹，同入锅加水1升，武火煮沸后改文火煲1～2小时，待鸽肉煮烂加盐调味。食肉饮汤，每日1次。

【功效】主治肝肾阴虚型多囊卵巢综合征。

小偏方：白萝卜汁

【原料】白萝卜3个。

【用法】白萝卜切碎，用干纱布包好，绞取汁液。每日1剂，分3次服完，宜常服。

【功效】行气化痰。主治痰湿型多囊卵巢综合征。

对于多囊卵巢综合征患者来说，加强锻炼、减轻体重是一种非常经济且有效的治疗方式。这里所说的减轻体重可并不仅仅为了美观，它还能纠正由肥胖而加剧的内分泌代谢紊乱，减轻胰岛素抵抗和高胰岛素血症，同时使游离雄激素水平下降。减轻体重可使部分肥胖型多囊卵巢综合征者恢复排卵，并可预防2型糖尿病及心血管疾病的发生。

此外，女性多囊卵巢综合征的饮食保养也是很重要的。宜吃非精制食物，如颗粒的燕麦优于麦片粥，麦片粥又优于即冲麦片或麦粉；糙米、五谷饭优于白米饭，白米饭又优于稀饭；硬杂粮面包优于软杂粮面包，软杂粮面包又优于白面包；水果优于果汁。忌辛辣刺激的饮食；忌甜食，如糕饼等；忌绿豆、螃蟹、柿子；忌单吃糖类，尽量合并食用蔬果纤维、蛋白质或脂肪，可降低吸收速度。

桃仁粥治疗子宫腺肌病

子宫分为3层。内层为子宫内膜；中间为肌层，最厚；外层为很薄的浆膜层。如果子宫内膜侵入肌层就成了子宫腺肌病。目前，对引起子宫腺肌病的病因和发病机理尚缺乏清楚的了解。多次妊娠、分娩时子宫壁创伤和慢性子宫内膜炎可能是导致此病的主要原因。妊娠创伤可造成子宫腺肌病。子宫腺肌病多发于30~50岁的育龄妇女。

子宫腺肌病的三大主症是疼痛、不孕和经量过多。早期可无任何临床症状，也可能仅仅是月经过多，但多数患者可出现下腹部疼痛不适、坠胀及轻度痛经等症状。患者月经量正常或增多。凡有月经增多、痛经进行性加剧的妇女，都有患本病的可能。此外，本病还可导致不孕。医生检查时，会发现子宫均匀性增大，或有局限性结节隆起，质地硬而压之有疼痛。通过B超一般都可以做出诊断。子宫腺肌病是良性病变，但会越来越重。

本病根据典型病史及体征即可做出初步诊断，确诊需组织病理学检查。

影像学检查是术前诊断本病最有效的手段。阴道超声检查敏感性达80%，特异性可达74%，较腹部探头准确性高。MRI可在术前客观地了解病变的位置及范围，对决定处理方法有较大帮助。

比较年轻，对生育有要求，或者是不愿意进行手术治疗的女性朋友，可以考虑进行药物治疗，但是如果药物治疗后没有效果，或者难忍长期的剧痛，应该考虑进行手术治疗。而手术治疗具有两种情况，一是保守手术，二是根治手术。保守治疗包括把病灶切除、子宫内膜及肌层切除、腹腔镜下子宫肌层电凝术等，而根治手术是把子宫切除。单纯的子宫腺肌病，在进行病灶切除术以后，病症会得到缓解，但是复发率很高。此外，选择性子宫动脉栓塞术也可以作为治疗子宫腺肌病的方案之一，只是可能会导致不孕、流产、早产并增加剖宫产率。

在中医里，子宫腺肌病属于"痛经""癥瘕""不孕"的范畴。

中医认为本病由气滞、寒凝、热灼、气虚、肾虚导致瘀血阻滞冲任、胞宫，经行不畅则痛经。瘀血阻滞冲任、胞宫为主要病机。

气滞血瘀型

主要表现为经期小腹胀痛或痉挛性疼痛，拒按，伴有心烦易怒，胸胁及乳房胀痛，月经量多或行经时间延长，子宫增大，舌有瘀点，脉弦涩。这类证候多因产后或术后情志抑郁、肝气滞郁所致。治疗应予疏肝理气、化淤消症为主。

痰凝血瘀型

主要表现为小腹疼痛拒按，月经量多而稀，有血块，并见胃脘胀满，呕恶欲吐，子宫增大。平时可有带下量多，色白质稠。舌苔白腻，脉沉滑。这种证候的形成，与平素脾肾两虚、水湿不化、聚湿成痰，以致痰瘀互结有关。治法用涤痰除湿，化瘀消症。

寒凝血瘀型

经期小腹绞痛或冷痛，疼痛剧烈拒按，但热敷后可减轻，是这种证型的特点。月经量多但颜色紫黯，有块，同时伴有四肢凉和怕冷，舌质黯，脉沉紧。这种证候主要是因为产后或人流术后，感受寒邪所致。在治疗方面，既要温散寒邪，又要活血消癥。

中医认为子宫腺肌病与瘀血内阻有关，而瘀血的形成又与气虚、寒凝、气滞、痰湿等致病因素有关。所以在治疗方面，既要以活血化瘀为原则，又要针对瘀血形成的原因及虚实的不同，予以兼顾。可口服化癥止痛颗粒、散结镇痛胶囊、丹莪妇康煎膏、少腹逐瘀丸等中成药或根据个人情况调整的汤药。也可用活血化瘀之中药保留灌肠、贴敷及丹参注射液离子导入。也可在经前及经期针灸关元穴、中级穴、合谷穴、三阴交穴等穴位或耳针取子宫穴、内分泌穴、肝穴等耳部穴位。

小偏方：桃仁粥

【原料】桃仁15克，大米100克。

【用法】将桃仁捣烂如泥，去渣取汁，以汁煮大米做稀粥，1日2次空腹温食。

【功效】活血通络、祛瘀止痛，适用于子宫腺肌病患者。

子宫腺肌病患者要注意些什么呢？

首先，饮食宜清淡，不食羊肉、虾、蟹、鳗鱼、咸鱼、黑鱼等发物。多食瘦肉、鸡肉、鸡蛋、鹌鹑蛋、鲫鱼、甲鱼、白鱼、白菜、芦笋、芹菜、菠菜、黄瓜、冬瓜、香菇、豆腐、海带、紫菜、水果等。禁食桂圆、大枣、阿胶、蜂王浆等热性、凝血性和含激素成分的食品。忌食辣椒、麻椒、生葱、生蒜、白酒等刺激性食物及饮料。

尽量少服用蜂蜜、蜂胶及阿胶等，因为在临床上已经出现服用这些后，让腺肌病患者的病情加重，并变得更加复杂的先例。所以有证据怀疑这些滋补品极可能引起体内的雌激素增高，而诱发子宫腺肌病和加重病情。

除了饮食之外，在日常生活中也要注意调整自己的情绪，保持乐观开朗的心态，使机体免疫系统的功能正常。要注意自身保暖，避免感寒着凉。月经期间，禁止一切剧烈体育运动及重体力劳动，要做好自身的保健，注意控制自己的情绪，不要生闷气，否则会导致内分泌的改变。

第六章

关爱"生命的摇篮"，做美丽幸福妈妈

三方治疗不孕

　　不孕属于妇科杂病的范畴，是指女子婚后，夫妇同居两年以上，配偶生殖功能正常，未避孕而未受孕者；或曾孕育过，未避孕又两年以上未再受孕者。

　　引起不孕的发病原因分为男性不育和女性不孕：女性不孕以排卵障碍、输卵管因素、子宫内膜异常为主，男性不育主要是生精异常及排精障碍。

　　中医认为不孕症的病因病机有虚实两个方面：虚证多因肾阴阳气血不足，实证多责之于肝气郁结或痰瘀为患不能养精育胎，或不能摄精成孕。临床常见肾虚、肝郁、痰湿、血瘀等几种类型。

肾虚型

　　先天禀赋不足，或房事不节，损伤肾气，或先天肾中真阳不足，命门火衰；经期感寒或房劳多产，耗伤精血，甚至阴血不足以致不能成孕。主要分以下两种证：

肾阳虚证

主要表现为婚后不孕，月经延后，量少色淡或闭经。伴随面色暗淡，腰膝冷痛，性欲淡漠，小便清长，大便溏。舌象一般表现为舌质淡苔白。

肾阴虚证

主要表现为婚后不久，月经提前，经量少，色红无血块，或月经正常，但形体消瘦，腰腿酸软，头昏眼花，耳聋耳鸣。舌象一般表现为舌质红苔少。

肝郁型

情志不畅，肝气郁结，疏泄失常。主要表现为多年不孕，经期先后不定，经前乳房胀痛，精神抑郁，烦躁易怒。舌质一般正常或黯红。

痰湿型

素体肥胖，痰阻气机，冲任失司，闭塞子宫，不能摄精成孕；或饮食不节伤脾，脾失健运，痰湿内生，湿浊流注下焦，滞于冲任，湿阻胞脉，导致不能摄精成孕。主要表现为婚后不久，形体肥胖，经行延后，甚或闭经，带下量多，质黏稠，面色白，头晕心悸，胸闷恶心。舌苔一般较白腻。

血瘀型

经期产后余血未净之际，感受病邪，邪与血结，胞脉胞络不畅，以致不能摄精成孕。主要表现为婚后不久，月经量少，色紫黑，有血块，或痛经，平时少腹作痛，拒按。舌质一般紫黯，舌边有瘀点。

小偏方：胎盘韭菜水饺

【原料】新鲜猪或羊胎盘一个，韭菜适量，饺子皮适量，调料少许。

【用法】将胎盘洗净，切碎；韭菜洗净、控干，与调料少许相合拌匀制成馅，用饺子皮包成饺子。做主食，连服10~20天为一疗程。

【功效】适用于肾虚型不孕，大补气血，滋肾填精。

小偏方：黑枣蒸玫瑰

【原料】黑枣、玫瑰花适量。

【用法】将黑枣去核放碗中，摆上玫瑰花，隔水蒸烂即成。每次吃黑枣5枚，每日3次，连续5~7天。

【功效】适用于肝郁型不孕，疏肝理气，和胃止痛。

小偏方：韭菜炒豆渣

【原料】豆渣500克，韭菜250克，盐、味精、葱、植物油各适量。

【用法】将豆渣挤干水分，用文火煮至干熟出锅备用；韭菜洗净切段；将植物油烧热，放入葱煸香，倒入豆渣炒一段时间，加入韭菜继续煸炒，放入盐炒至入味，点入味精炒匀，出锅即成。可长期做菜肴食用。

【功效】适用于痰瘀血滞型不孕，行气活血，下气消痰。

　　不孕症的治疗一般需要内、外、心理三者结合治疗，同时要保持心情舒畅，创造一个良好的心态环境。注意卫生，预防和及早治疗生殖道炎症，避免人工堕胎对肾精、气血的损耗。本病病因复杂，需明确诊断治疗才能取得良好的效果。

一汤一粥治疗习惯性流产

　　患者魏女士，小学教师，42岁，已婚，怀孕3次皆自然流产，医院检查无器质性病变。来诊时既犹豫又矛盾，因为已经对怀孕没有信心了。平时经常有腰酸的情况。当时给予她中药调理外加疏导鼓励，重新建立起对怀孕的信心，大概一年之后在微信上得知生了一个健康的宝宝。

　　习惯性流产，中医称为滑胎，主要是指不属于器质性病变引起的习惯性流产。堕胎、小产连续发生3次或3次以上称为滑胎。其特点是应期而堕，即是指自然性、连续性的堕胎。孕前多有腰酸乏力的症状，或有腰酸腹痛，或有少许阴道出血。孕期检查一般无明显异常，或子宫体稍细。

　　究其原因，首先是黄体功能不全，孕酮分泌不足，其次是染色体异常，如果夫妻双方或一方胚胎染色体异常，导致胚胎不能正常发育，常常会发生自然流产。

　　中医认为，习惯性流产主要病机是肾虚，肾虚导致胎动不安。流产、吸宫累及到肾,对肾的损伤越大,越容易引起流产。

引起本病的原因有脾肾两虚和气血虚弱两种。脾肾两虚是由于先天禀赋不足,或因房劳过度,或因吸宫流产重伤肾气,均导致胎失所系;或素体脾虚,胎失所载,而致滑胎。气血虚弱是由于母体素虚,或大病久病,气虚不能载胎,血虚不能养胎,而致胎源陨堕。

脾肾虚弱型

主要表现为屡孕屡堕或如期而堕,腰膝酸软,头晕耳鸣,精神萎靡,夜尿频多,目眶黯黑,或面色晦暗,肢体疲乏,纳差便溏。舌象一般表现为舌质暗或淡,舌苔薄白。此时应该补肾健脾,益精养血。

气血虚弱型

主要表现为屡孕屡堕,面色萎黄,身体疲乏,头晕肢软,心悸气短。舌象一般表现为舌质淡,苔薄白。此时一般需要益气养血安胎。

小偏方:山药羊肉粥

【原料】山药粉200克,炒杜仲15克,金毛狗脊30克,羊肉150克,大米100克,味精、盐、胡椒粉、葱、香油、姜各适量。

【用法】羊肉去脂膜打成泥,大米、炒杜仲、金毛狗脊用水淘洗干净,放入锅中(炒杜仲、金毛狗脊用布包)加水适量,放置炉子上用大火烧沸,改用文火慢慢熬煮至米开花、粥将稠时,拿出布包,放入羊肉泥,煮至肉熟,再下山药粉,煮沸片刻,待粥稠时,调入味精、盐、胡椒粉、葱、香油、姜即可。每日1剂分2次空腹服用。

【功效】温肾健脾,尤其适用脾肾虚弱导致的习惯性流产加大便稀溏者。

小偏方：葱豉安胎汤

【原料】香豆豉25克，葱白25克，阿胶20克。

【用法】先将葱白、香豆豉放入砂锅中，加水至500毫升，煮10分钟后，取汁250毫升，然后烊化阿胶即成。日服3剂。

【功效】葱白行阳，阿胶补血，此方可以养血安胎，针对气血虚弱导致的习惯性流产比较有效。

两汤一粥治疗异位妊娠

异位妊娠是指受精卵于子宫腔以外的部位着床发育，导致停经、阴道出血、腹部膨大、小腹疼痛，甚至痛剧厥逆、血脱、昏不识人等一系列病变的疾病。按部位不同有输卵管妊娠、卵巢妊娠、腹腔妊娠、阔韧带妊娠、宫颈妊娠及子宫残角妊娠等。其病机多由于气血劳损，脏腑虚弱，风、冷、湿、热之邪犯于冲任，或气血瘀滞、情志不畅、房事过度、精浊损于冲任而导致孕后凝聚。

中医认为异位妊娠的病因病理为少腹宿有瘀滞，冲任不畅，或先天肾气不足等。由于孕卵未能移行至胞宫，在输卵管内发育，以致胀破脉络，阴血内溢于少腹，有气虚瘀阻、气血虚脱、瘀阻包块，发生血瘀、血虚、厥脱等一系列证候。

按中医辨证，输卵管妊娠属中医少腹血瘀证，因此，活血化瘀是治疗本病的主要法则。但由于病情变化急剧，又具有不同兼证，所以根据病情轻重缓急，虚实情况，急则治标，缓则治本，或标本兼治，即注意杀胚消症、活血化瘀、益气固脱诸法在不同时期的选择。另外，对于某些患者的不同病情，可采用两种手术方式：一是切除患侧输卵管，即根治性手术，可经剖腹或腹腔镜下手；二是保留患侧输卵管手术，即保守性手术。

如输卵管妊娠，若已生育者，一般采用输卵管切除术，尤其适用于内出血并发休克的急症患者。病情较缓或有条件者，对其做腹腔镜手术，并根据对侧输卵管的情况结合患者有无生育要求酌情处理。而对于有生育要求的年轻妇女，特别是对侧输卵管有明显病变者，根据受精卵着床部位及输卵管病变情况选择术式：若为伞部妊娠则实行挤压术；壶腹部妊娠实行输卵管切开取胚术；峡部妊娠实行病变节段切除及端端吻合术。

根据异位妊娠的临床表现，可分为未破损期和已破损期。

未破损期主要是指输卵管妊娠尚未破损，患者往往有不同程度的早孕反应，或下腹一侧有隐痛和坠胀不适感。妇科检查可发现一侧输卵管略有膨大或有软性包块，有压痛。尿妊娠试验可为阳性。治疗原则为活血化瘀，消症杀胚。

已破损期分为三型。其中休克型主要证候为突发下腹剧痛，拒按，面色苍白，四肢厥冷，冷汗淋漓，恶心呕吐，血压下降或不稳定，有时烦躁不安或表情淡漠。脉微欲绝或细数无力。不稳定型主要证候为腹痛拒按，但逐渐减轻，可触及界限不清的包块，或有少量阴道出血，血压较稳定，脉细缓。包块型主要证候为随着血肿包块形成，腹痛逐渐消失，有时可有下腹坠胀和便意感，脉细涩。

在西医研究中，异位妊娠也称“宫外孕”，病因是由于输卵管管腔或周围的炎症，引起管腔通畅不佳，阻碍孕卵正常运行，使之在输卵管内停留、着床、发育，导致输卵管妊娠流产或破裂。在流产或破裂前往往无明显症状，也可有停经、腹痛、少量阴道出血。破裂后表现为急性剧烈腹痛，反复发作，阴道出血，以至休克。检查常有腹腔内出血体征，子宫旁有包块，超声检查可助诊。治疗以手术为主，在纠正休克的同时开腹探查，切除病侧输卵管。若为保留生育功能，也可切开输卵管取出孕卵。

对于宫外孕术后的女性来说，食疗是极其重要的。因为这时期的女性身体十分虚弱，而食疗可以加快女性的恢复。

小偏方：乳鸽枸杞汤

【材料】乳鸽1只，枸杞30克，盐少许。

【用法】将乳鸽去毛及内脏杂物，洗净，放入锅内加水与枸杞共炖，熟时加盐少许。吃肉饮汤，每日2次。

【功效】具有益气、补血、理虚作用。适用于宫外孕手术后体虚及病后气虚、体倦乏力、表虚自汗等症。

小偏方：鸡蛋枣汤

【材料】鸡蛋2个，大枣10枚，红糖适量。

【用法】锅内放水煮沸后打入鸡蛋卧煮，水再沸下大枣及红糖，文火煮20分钟即可。

【功效】具有补中益气和养血作用。适用于贫血及病后、产后气血不足的调养，以及宫外孕手术后的保养。

小偏方：豆浆大米粥

【材料】豆浆2碗，大米50克，白糖适量。

【用法】将大米淘洗净，以豆浆煮米做粥，熟后加糖调服。每日早空腹服食。

【功效】具有调和脾胃、清热润燥作用。适用于宫外孕手术及人流后体虚的调养。

异位妊娠的病因是输卵管炎性感染，致使输卵管腔粘连、扭曲、阻塞，使孕卵在输卵管内、卵巢、腹腔内着床，或卵巢妊娠继发腹腔妊娠。所以，预防感染，防止输卵管炎的发生，是预防异位妊娠的重要一环。要注意的是，宫外孕不稳定期的病人最宜卧床休息，不要剧烈活动，以防输卵管破裂出血，使病情加重。因为脾胃薄弱，消化机能减退，所以也要忌食生冷瓜果和粗糙不宜消化的食品。此外，宫外孕不稳定期常常伴有大便秘结，病人因排便困难而用力排便，导致腹内压升高，很可能诱发输卵管破裂而大出血，使病情复杂化。

寄生杜仲汤治疗胎漏、胎动

在官舍店刚出诊的时候接诊了一位大龄孕妇，胎动非常严重。当时在她姐姐的陪同下来就诊，因为其老公在国外，姐姐一直在照顾她。来诊时自诉胎儿活动频繁，西医检查宫缩明显，有早产的倾向，注射了治疗宫缩的针剂，效果 并不明显。后来朋友介绍她来找我看。当时患者看上去非常恐慌，面色㿠白，犹如大病初愈。处方泰山磐石散加减辨证治疗。一周以后患者复诊，气色已得到明显的改善，胎动次数明显减少。后期继续服用此方一周外加食疗进行巩固。

妊娠期间，阴道不时有少量出血，时出时止，或淋漓不断，而无腰酸腹痛、小腹坠胀等现象者，称为胎漏。若妊娠期间腰酸、腹痛下坠或伴有少量阴道出血者，称胎动不安。二者以有无腰腹疼痛为鉴别点。

妊娠期间的胎漏和胎动不安，类似于西医学的先兆流产、先兆早产。西医认为先兆流产主要原因有染色体异常和母体因素。染色体异常是流产的主要原因。夫妇中如有一人染色体异常，可传至子代，全身感染时高热可诱发子宫收缩引起流产；内分泌异常、免疫功能异常，严重营养缺乏，不良习惯如吸烟、酗酒、过量饮用咖啡或使用海洛因等毒品，环境中的不良因素如甲醛、苯、铅等有害化学物质，子宫缺陷如挤压腹部或快速撞击，甚至手术、性交过度等，情感创伤如过度恐惧、忧伤、愤怒等都可导致流产或反复流产。

中医认为，胎漏、胎动不安的病因有胎元、母体两方面。

胎元方面：因夫妻之精不足，虽能两精相合，但很难摄精成胎，或成胎后胎多不能成实。母体方面：有素有肾虚和感受外邪两方面。

肾虚型

先天不足，肾气虚弱或多产房劳，或孕后不节房事，肾虚充任不固，胎失所养而致胎动不安。

气虚型

素体气血虚弱，劳倦过度，饮食不节，以致脾气虚弱，化源不足。气血虚弱则提摄不固，灌溉不周而致胎漏、胎动不安。

血热型

素体阳盛，或肝经郁热，或素体阴虚内热，孕后血聚养胎，阳气偏旺，此时过食辛辣，外感热邪，七情内伤，热扰冲任，迫血妄行而致胎漏胎动不安。

外伤型

孕后起居不慎，或劳累过度致气血紊乱，气乱不能载胎，血乱不能养胎，或因伤直损冲任，以致胎动不安。

胎动不安有可安者，有不可安者。经过治疗出血仍多或经久不止，腰腹疼痛阵阵加剧，甚或胎儿已死腹中，宜即时促其流产下胎。

小偏方：寄生杜仲汤

【原料】炒杜仲15克，桑寄生30克，党参15克，炒白术15克，砂仁6克，苏梗6克。

【用法】将上述药物（砂仁除外）同入锅，加水适量，大火煮开后加入砂仁改小火煮30分钟。每日早晚各1次食用。

【功效】保胎安胎。

胎漏、胎动不安可由妊娠腹痛发展而来。如果胚胎正常，经正确的治疗和足够的休息，可足月正常分娩。如果胚胎发育不良或治疗不当，可发展为堕胎小产。有自然流产史的病人，未孕前应进行检查及治疗，做到戒烟戒酒，对预防该病有重要意义。注意休息，消除紧张情绪，去除一切引起子宫收缩的诱因，如房事不节、重复的妇科检查等，以及便秘、腹泻、咳嗽、呕吐等增加腹压的因素。

大葱热熨治疗妊娠小便不通畅

妊娠期间，小便不通，甚至小腹胀急疼痛，心烦不得卧，称为"妊娠小便不通"。产科检查一般小腹部有压痛。

中医认为，本病的病因病机主要是胎气下坠，压迫膀胱，以致膀胱气化不利，水道不通，尿不得出。有气虚、肾虚两大原因。气虚：素体虚弱，中气不足，随着胎儿逐渐增大，压迫膀胱，尿不得出。肾虚：素体肾气不足，胎胞下坠，压迫膀胱，或肾虚不能温煦膀胱化气行水，故小便不通。

气虚型

妊娠期间小便不通，或频数量少，小腹胀急疼痛，坐卧不安。伴随面色㿠白，精神疲倦，头重眩晕，短气懒言，大便不爽。此时宜补气健脾，升陷举胎。

肾虚型

妊娠期间小便频数不畅，继则闭而不通，小腹胀满而痛，坐卧不宁。畏寒肢冷，腰腿酸软。此时应该温肾扶阳，化气行水。

妊娠期间若出现小便不通，可选择带须的大葱热熨下腹部的方法。原料：大葱（连须）500克。用法：将葱洗净，用手截断，稍微捣烂，放入锅内炒热，分两次轮流使用，每次250克。用法：用布或毛巾包裹，热熨下腹部，每次30分钟。

本病患者若治疗及时，预后较佳。若失治误治，病邪乘虚而入，容易变生他病。临产时小便不通，胀大的膀胱可影响胎儿下降而致难产。所以本病在药物针灸治疗无效时应导尿解急，以免影响分娩及变生他症。

穴位按摩治疗妊娠腹痛

一般患者来门诊找我看病的时候，能用针灸治疗的我一般选择针灸治疗，因为针灸治疗大部分会起到手到病除的效果，不仅减少了患者的痛苦，还能增加患者的信心。针灸完之后有必要开方子的，我才会继续开方子治疗。一次门诊来了一位妊娠腹痛的女士，第一胎妊娠，5个月，出现左侧少腹隐痛的感觉，痛觉时断时续。因为患者担心影响胎儿正常发育，遂前来求治。当时在她双侧的曲泉穴按摩两分钟，疼痛立即得到了缓解。

妊娠期间小腹疼痛反复发作，称为妊娠腹痛。本病因为胞脉阻滞、气血运行不畅所致，故又称为胞阻。主要表现为小腹隐隐作痛或小腹冷痛，或小腹连及胸胁胀痛，一般疼痛程度不甚。

妊娠腹痛类似于西医的先兆流产，其原因复杂，具体可由内分泌异常、免疫功能异常，严重营养缺乏，不良习惯如吸烟、酗酒、过量饮用咖啡等因素造成。

中医认为，本病因胞脉阻滞或失养，气血运行不畅，不通则痛。因为虚、寒、瘀的不同导致胞脉瘀阻。血虚，素体血虚或失血过多，或脾虚化源不足，孕后血聚养胎，血少而气行不畅，迟滞而痛。虚寒，素体阳虚，寒凝气血运行不畅，或因阳虚胞脉失于温煦，不荣则痛。气滞，肝脏喜条达，若孕妇素性情志抑郁，孕后情志所伤，气郁则血行不畅，胞脉受阻，不通则痛。

血虚型

孕后小腹绵绵作痛，伴随面色萎黄，头晕目眩，心悸怔忡。舌淡红，苔薄白。此时需补血养血，止痛安胎。

虚寒型

妊娠期间小腹冷痛，伴随形寒肢冷，面色㿠白，纳少便溏，舌质暗，苔薄白。此时需暖宫止痛，养血安胎。

气滞型

孕后胸胁胀满疼痛，两胁为甚，伴随嗳气叹息，心烦易怒，舌象一般正常。此时需疏肝解郁，理气止痛。

若出现妊娠腹痛，在确保无大碍的前提下自己按揉穴位，肝经两侧的曲泉穴、胃经两侧的下巨虚穴都可以有效地缓解妊娠腹痛。每个穴位按摩5分钟，基本都会起到很好的治疗效果。

妊娠期间孕妇不可妄用补药，尤其不可妄用补气药，因为怀孕期间气弱血旺更易保胎，血弱气旺容易导致胎动不安的情况。所以若由于虚弱导致的妊娠腹痛，最好在医生的指导下合理运用补益药物。

妊娠腹痛，病在胞脉，尚未损及胎元，一般病情较轻，预后良好。若失治或处理不当，会损及胎元导致胎动不安甚至小产。孕后要保持心情舒畅，避风寒，禁食生冷，禁房事，并保持大便畅通。

橘皮竹茹汤治疗妊娠呕吐

2017年2月，门诊接待了一位患者，26岁，北京人，一胎妊娠怀孕45天。当时患者自诉孕吐剧烈，并且头晕目眩，不能进食，若勉强进食，食后又会狂吐，几乎连胆汁都要吐出来。所以她怀孕后不仅没有发胖，反而轻了12斤，已经被折磨得筋疲力尽了，甚至有终止妊娠的想法。就诊时我看她精神非常差，当时给予针灸治疗，并给她开了橘皮竹茹汤。一周后患者复诊，说自己孕吐次数明显减少。效不更方，嘱咐患者继续服用原方。

孕期呕吐又称为妊娠恶阻。如妊娠早期出现挑食、厌食、轻微恶心、头晕倦怠等症状，称为早孕反应，一般不需治疗，三个月后可自行缓解。

现代医学对妊娠恶阻病因还未研究清楚，猜测其和绒毛促性腺激素水平（HCG）的增高、精神紧张以及幽门螺旋杆菌的感染和维生素缺乏，尤其是维生素B$_1$缺乏有关。

中医认为，胃弱是恶阻发生的根本，主要病机是冲脉之气上逆犯胃，胃失和降，因为孕后胎元初凝，血聚养胎，胞宫内实，冲气偏旺，冲气犯胃上逆所致。具体原因包括脾胃虚弱与肝胃不和。

脾胃虚弱，孕后经血不泻，冲脉之气较盛。冲脉上逆犯胃，胃失和降，反随冲脉上逆而呕恶；或脾虚痰盛，冲脉携痰湿上逆而呕恶。肝胃不和，平素性情急躁易怒，肝火偏旺，孕后血聚养胎，冲脉气盛，冲脉携肝火上逆犯胃，胃失和降而呕恶。

脾胃虚弱型

主要表现为妊娠呕吐不食，呕吐食物或清水痰涎，神疲倦怠。舌质一般表现为色淡，舌苔一般为白厚苔。此时需要健脾和胃，降逆止呕。

肝胃不和型

主要表现为呕吐酸水，胸闷胀痛，伴随有头晕头胀，烦渴口苦。舌象一般表现为舌质红，胎薄黄。此时需要抑肝和胃，降逆止呕。

小偏方：橘皮竹茹汤

【原料】橘皮、鲜竹茹各15克，大枣5枚，生姜24克，甘草6克，人参3克。
【用法】水煎内服。
【功效】此方为张仲景书《金匮要略》上的方子，更适合胃虚导致的呕吐剧烈，若患者拿捏不准，需要在医生的建议下衡量自己适不适合此方。

妊娠以后最重要的是调畅情志，保持心情舒畅，饮食禁辛辣、油腻，不可盲目追求过高营养，以免损伤胃气。

百合合欢茶治疗妊娠情绪烦躁

　　妊娠期间出现烦闷不安、郁郁不乐或烦躁易怒等现象，称为"妊娠心烦"，亦称为"子烦"。主要表现为妊娠期间，无特殊原因的情况下，出现心烦不安、郁郁寡欢、烦躁易怒的症状，孕期检查一般无异常发现。

　　在现代医学看来，妊娠心烦属于女性怀孕期间常见的心理问题。研究发现内分泌的改变是妊娠期发生心理异常的直接原因。从受精到胎盘形成的妊娠早期，以垂体为主的内分泌系统发生较大的变化，这种变化对于每一个孕妇都是共同的，但不是每一位孕妇都出现心理异常的现象，它的发生与个体的遗传素质（精神病家族史者）、个体特征（以自我为中心、情绪不稳定、好强求全、固执、人际关系紧张）、负性生活事件等社会心理因素密切相关。

　　中医认为妊娠心烦主要是火热上乘，所谓"无热不成烦"。但又有阴虚、痰火的不同。阴虚：素体阴血不足，孕后血聚养胎，阴血更亏，心火偏亢，热扰心胸而致心烦。痰火：素有痰饮内积，孕后阳气偏亢，阳热内盛，痰热互结，上扰心胸而致心烦。

阴虚型

主要表现为妊娠心中烦闷，坐卧不宁，或午后潮热，手足心热，口干咽燥，渴不多饮，小便短黄。舌象一般表现为舌质红，苔薄黄而干或无苔。此时需要养阴清热，安神除烦。

痰火型

主要表现为妊娠心胸烦闷，头晕心悸，胸脘满闷，恶心呕吐。舌象一般表现为舌质红苔黄而腻。此时需要清热涤痰，安神除烦。

小偏方：百合合欢茶

【原料】百合15克，合欢花3克。

【用法】将百合洗净，同合欢花一起放入茶杯中，冲适量沸水，闷泡15分钟。代茶饮。

【功效】妊娠心烦。

此方可养阴润肺，清心宁神。用于虚烦惊悸、失眠多梦。但是对于湿热证或素体痰湿过剩者不宜饮用。百合为药食兼用的滋补佳品，因其"数十片相累，状如白莲花，百片合成"而名。其性甘寒滑利，养阴清热，能入心经，具有宁心安神的作用。合欢，作用正如其名，《神农本草经》记载，"合欢……可令人欢乐无忧"，最适合治疗心情烦躁等相关症状。

本病预后良好，但若治疗不及时，或调护不当，可导致阴血亏虚，火热更甚，肝阳上亢而出现子晕之变。若有妊娠心烦，平时饮食宜清淡，少食辛辣滋腻助热之品，情志宜舒畅，忌恼怒发火，劳逸要适度，使气血周流，防止气滞痰瘀。

玉米须饮治疗妊娠肿胀

　　以前在看娱乐新闻的时候，无意中瞥见"天王嫂"昆凌说平时会喝玉米须煮的水，还说因为自己比较容易水肿，所以减肥时都会喝玉米须饮。怪不得昆凌嫁给周杰伦后不见了之前的婴儿肥，即使是怀孕期间全身也不会长肉和水肿，依然细胳膊细腿。

　　言归正传，以前也接诊过一位患者，朱女士，27岁，一胎妊娠7个月。全身水肿下肢尤甚，每日到下午会明显感觉鞋子发紧，裤子发紧，下肢沉重不便。皮肤水肿透亮，按之不起。中药处方一周后复诊发现水肿明显减轻，嘱咐其后期食疗巩固，并同时按摩阴陵泉穴和太溪穴。

　　妊娠后肢体面目发生肿胀者，称为"妊娠肿胀"。肿胀可发生在不同的部位，如在妊娠七八月以后，只见脚部浮肿，无其他不适者，为妊娠晚期常有现象，可不必治疗，产后自消。

　　手脚浮肿主要是由于妊娠子宫增大，压迫静脉，造成静脉回流受阻，是属于生理性的，不必担心。水肿会随着孕周增大而严重，这种现象在孕期相当普遍，脚掌、脚踝、小腿是最常出现水肿的部位，有时候甚至脸部也会出现轻微的肿胀，越接近预产期越严重，如果再碰上天热，肿胀就会更加明显。轻度的肿胀是正常的，但如果伴随高血压及蛋白尿，就有罹患妊娠高血压的危险，必须做好产检并与医生充分配合。

中医认为，本病主要是脾肾阳虚造成的。素体脾肾阳虚，肾阳虚不能化气行水，脾阳虚不能运化水湿，以致水湿泛溢肌肤而为肿胀。

脾虚型

主要表现为妊娠数月，面目四肢浮肿，皮薄而光亮，按之凹陷。伴随有胸闷气短、食欲缺乏、大便溏薄。舌象表现为舌质胖嫩，苔薄白，边有齿痕。此时应该健脾理气，行水消肿。

肾虚型

主要表现为孕后数月，面浮肢肿，下肢尤甚，按之没指。伴随有心悸气短，下肢逆冷，腰膝酸软。舌象一般表现为舌质淡，苔白滑。此时需要温阳化气，行水消肿。

气滞型

主要表现为妊娠三个月后，先由脚肿，渐及于腿，皮色不变，随按随起。伴随有头晕胀痛，胸闷胁胀，食少腹胀。此时需要理气行滞，化湿消肿。

所以本病常见脾虚、肾虚、气滞三种证候。要注意三者的区别：脾肾虚导致的肿胀，皮薄光亮，压痕明显；气滞湿郁导致的肿胀，皮色不变，压痕不明显。利水化湿的同时遵循"治病安胎并举"的原则，以免治疗的时候伤胎。

小偏方：玉米须饮

【原料】玉米须30克，生黄芪15克，陈皮10克，生姜皮10克。

【用法】水煎服。无明显水肿不宜使用。

【功效】适用于妊娠肿胀。健脾益气，利水消肿。

　　单纯性妊娠肿胀经过及时治疗，预后良好。若肿胀严重并伴有高血压、蛋白尿，则可发展为子痫或子晕，预后较差。所以，应做好孕期保健，定期测量血压，摄入足够多的蛋白质、维生素等营养食物，做到低盐饮食，睡觉时以左侧卧位为佳。

针灸、食疗治疗妊娠咳嗽

　　妊娠咳嗽又名子嗽，是指妊娠期间咳嗽甚至经久不已者，总属中医学咳嗽的范畴。若久咳不愈，精神倦怠，形体消瘦，潮热盗汗，痰中带血，则属痨咳，俗称"抱儿痨"。西医妊娠期间合并上呼吸道感染、急慢性支气管炎、肺炎等可参考本病，但须注意将肺结核等病及时鉴别。中医学认为咳嗽的病因不外乎外感与内伤两大类，而子嗽多以内伤咳嗽为主。若咳嗽加剧或久咳不愈，对孕妇和胎儿均会造成不良后果。咳嗽时由于腹压增高，可导致孕妇出现尿失禁，影响其生活质量，或可导致胎动不安、堕胎、小产的不良妊娠结局。

　　本病以妊娠期间咳嗽不止或剧烈咳嗽为主症，病位在肺。中医认为咳不离于肺，也不止于肺；肺不伤不咳，脾不伤不久咳。妊娠咳嗽，久咳不已。病变部位在肺，关系到脾，总与肺、脾有关。肺为娇脏，不耐寒热。若素体阴虚，孕后血聚养胎，肺津失养，肺燥津伤，失于清肃，气逆而咳；若脾胃素虚，孕后气以载胎，脾气重虚，脾虚湿聚，土不生金，痰饮射肺，而致咳嗽痰多，久咳不愈。治疗须治病与安胎并举，用药亦当顾护胎元，外感咳嗽宣散发表之剂不可过用，以免耗伤肺气，劫伤肺阴，伤及胎元，而犯虚虚之戒。根据病势缓急、病程长短、咳嗽及咳痰特点，结合舌脉兼证，辨证论治，因孕期特殊生理缘故，一般较平常咳嗽难以治愈，但中药治疗作用平缓，疗效显著，大多预后良好。

阴虚肺燥型

症状是妊娠咳嗽，干咳少痰或痰中夹血丝，咽干口燥，手足心热，大便干结，苔薄舌红，脉细滑数。治以养阴润肺，止咳安胎。可选用养阴清肺口服液或止咳橘红丸、金果饮口服液、川贝枇杷糖浆、百合固金丸、枇杷叶膏。

脾虚痰湿型

症状是妊娠咳嗽，痰咯不爽，痰黏，胸闷气促，喘而不得卧，苔白腻，舌质偏淡，脉濡滑。治以健脾除湿，化痰止咳。可选用六君子丸配合复方鲜竹沥液、二陈丸。

本病因咳嗽发生于妊娠期间，须注意胎孕情况，治疗时必须治病与安胎并举，对过于降气、豁痰、滑利的碍胎药物必须慎用。孕妇应适当进食清淡、凉润、滋补肺阴的食物，如松子、山药、豆浆、鸡蛋、猪肺等，忌烟酒、辛燥酸辣和油腻黏滞的食物，以免耗伤肺阴。

小偏方：玉参焖鸭

【原料】玉竹50克，北沙参50克，老鸭1只，葱、生姜、味精、盐各适量。

【用法】将老鸭宰杀后，除去毛和内脏，洗净放砂锅内，再将北沙参、玉竹放入，加水适量，先用武火烧沸，再用文火焖煮1小时以上，焖至鸭肉熟烂，放入调料。饮汤吃肉，1日中分数次食用。

【功效】滋阴润肺，生津止咳。适宜于妊娠期阴虚肺燥之久咳者食用。

小偏方：核桃仁豌豆泥

【原料】鲜豌豆500克，核桃仁100克，藕粉50克，白糖适量，植物油150克（实耗30克）。

【用法】鲜豌豆清水浸泡4小时后，用沸水煮烂，捞出，捣成细泥。将冷水放入藕粉中调成稀糊；核桃仁用水稍泡片刻，剥去皮，用温热植物油炸透捞出，稍冷，剁成细末。锅内放水烧沸，加入白糖、豌豆泥，搅匀，煮沸后将调好的藕粉缓缓倒入，勾成稀糊，撒上核桃末即成。

【功效】此菜甜香，软糯，适宜于妊娠咳嗽者食用，常食能强身，并使胎儿的神经系统正常发育。

针灸疗：法王家娟等人运用三穴五针法治疗妊娠咳嗽，穴位选用大椎、风门穴、肺俞，取1.5×0.25长针直刺大椎穴；1.0×0.25短针直刺风门穴、肺俞穴，起针后即选用3个3号的玻璃火罐，分别拔在大椎穴、风门穴、肺俞穴，留罐10分钟，每日治疗1次，3次为1疗程。大椎穴解表通阳，清热祛风，可治疗感冒，是宣通肺气、止咳平喘之要穴；咳嗽病位在肺，肺俞穴为肺的背俞穴，是肺脏经气输注之处，可调理肺脏功能，统治呼吸系统内伤外感之疾；风门穴善治一切风寒引起的咳嗽哮喘，有祛邪止咳平喘、预防感冒之功效。拔罐有祛邪除湿、清热解毒、行气解闭之功效。

妊娠咳嗽用苏子30克白芥子30克杏仁10克，将以上三味药物捣烂泥膏。平摊在第三至第七胸椎上面。再用热水袋热敷30分钟以上，每天敷2到3次。

妊娠咳嗽应清肺宣肺润肺并举，兼顾健脾补肾安胎，同时不忽视情志、饮食、劳逸对孕妇的影响。妊娠期间应当劳逸结合，过度劳力及劳神易损耗机体之气，并应节制情欲以防房劳过度、耗气伤精而致胎漏。相反，过度安逸也易引起气滞血瘀而影响胎儿发育。应将顾护胎元始终贯穿治疗妊娠咳嗽的始终，尤其是妊娠早期，更应注重护胎、安胎。

芹菜蛋羹治疗妊娠失音

　　黄帝问曰："人有重身，九月而喑，此为何也？"岐伯曰："胞之络脉绝也。"帝曰："何以言之？"岐伯曰："胞络者，系于肾，少阴之脉，贯肾系舌本，故不能言。"帝曰："治之奈何？"岐伯曰："无治也，当十月复。"

　　因妊娠而出现声音嘶哑，甚或不能出声音，称作"子喑"，又称"妊娠失音""妊娠不语"，或"哑胎"。它的发病机理主要是肾阴不足。因音出于喉，发于舌本，肾脉循喉咙而系舌本，如患者素体肾阴不足，怀孕以后，阴血养胎，则肾阴益虚，津液不能上荣舌本而致失音。本病多发生在妊娠9个月左右，且较罕见。如无其他症状，一般不需治疗，待分娩后，胞络通，肾水上济舌本，其音自复。若除声音嘶哑的主症外，还出现颧红，头晕耳鸣，掌心灼热，心悸而烦，大便干燥，小便短赤，舌质红、苔光剥，脉细数等肾阴不足的兼症，可选用六味地黄丸治疗。或者出现呛咳气逆，颧红潮热，盗汗失眠，舌红少苔，脉细滑数等阴虚肺燥的兼症，可选用清燥救肺汤加生地黄、玄参治疗。又或者出现形体壮实、面色如常、喉间有痰、胸闷不舒、小腹作胀、苔薄腻、脉弦滑等气实证的兼症，可选用瘦胎挞气饮治疗。

冯兆张医学全书："妇人重身九月而喑者，胞之络脉绝也，无治，当十月复。谓人之受孕，一月肝经养胎，二月胆经养胎，三月心经养胎，四月小肠经养胎，五月脾经养胎，六月胃经养胎，七月肺经养胎，八月大肠经养胎，九月肾经养胎，十月膀胱经养胎，先阴经而后阳经，始于木，终于水，以五行之相生言也。然以理推之，十二经之脉，昼夜流行无间，无日无时而不共养胎气也，必无分经养胎之理。今曰九月而喑，时至九月，儿体已长，胞宫之络脉，系于肾经者，阻绝不通，故间有之。盖肾经之脉，上系舌本，脉道阻绝，则不能言，故十月分娩后，而自能言，不必加治，治之当补心肾。"因此，孕妇要注意滋补肾阴，多食银耳、百合、黑芝麻、西洋参、玉竹等食品或滋补品。除此之外，还要注意饮食的清淡，避免香燥，勿过服温热保胎之品，避免过劳伤气导致邪气入肺，呼吸道不畅。

小偏方：芹菜蛋羹

【材料】芹菜、面粉、浓肉汤、鸡蛋黄适量。

【用法】将新鲜的芹菜清洗干净后切段备用；将准备好的芹菜放入锅中爆炒，加入适量的清水煎煮；随后加入准备好的面粉以及浓肉汤，最后放入鸡蛋黄，这样就可以起锅了。

【功效】芹菜对于保健肾脏具有非常好的作用，鸡蛋黄和肉汤的搭配可以使蛋白质比较容易吸收，健胃效果比较好。

妊娠失音患者注意事项

保护咽喉：孕期注意避免长时间讲话，应多喝温开水，保持咽喉湿润。

戒烟酒，控饮食：孕期勿抽烟、饮酒，勿吃辛辣油炸类食物，如浓茶、咖啡、辣椒、巧克力、冷饮等。

保证休息：孕期保证充足的睡眠，注意按时作息。

少用药物：喉糖、罗汉果、枇杷膏等，能稍微缓解症状，但不可过度依赖。

三方治疗妊娠小便淋漓

妊娠期间小便频数滴沥疼痛者，称为"子淋"，亦称"妊娠小便淋痛"。《医宗金鉴·妇科心法要诀》云："孕妇小便频数窘涩，点滴疼痛，名曰子淋。"多为肾虚与膀胱蕴热所致。如《诸病源候论》云："淋者，肾虚膀胱热也。肾虚不能制水，则小便数也，膀胱热则水行涩，涩而且数，淋漓不宣，妊娠之人，胞系于肾，肾患虚热成淋，故谓子淋也。"本病治疗，以清热利小便为主，但当辨其虚实。虚者则宜养阴清热，实者则宜泄热通淋。

西医妇产科学认为小便频、急、疼痛是尿路感染的常见症状，尤其是下尿路感染（膀胱炎、尿道炎）的主要临床表现。女性发病率明显高于男性，其男女比率为1∶9。研究表明，女性自出生后随年龄增长，尿路感染发病率大约每10年增加1%，15～30岁达高峰。妊娠期由于生理及解剖变化，如孕酮分泌增多，使输尿管张力降低，蠕动减弱，增大之子宫压迫输尿管与膀胱，使尿流不畅，细菌容易繁殖，故使妊娠期尿路感染的发病率明显高于非妊娠期，可造成流产、早产、死胎、败血症，甚至诱发急性肾衰竭。而且某些可供选择的药品对胎儿有一定影响，治疗受一定限制。所以要十分重视对孕期患尿路感染的防治。

肾阴亏虚型

素体阴亏，肾气不足，孕后阴血愈亏，阴虚火旺，下移膀胱，灼伤津液，则小便淋漓涩痛。症状是妊娠数月，尿急频数，淋漓灼痛，色深黄。形体消瘦，颧红潮热，五心烦热，苔薄少津，舌质红，脉细滑数。

心火偏亢型

血聚养胎，阴不济阳，心火偏亢，热移膀胱。症状是妊娠期间尿急尿病，淋漓不爽，尿色黄，面赤心烦，口舌生疮，口苦，舌尖红，脉细滑数。

湿热下注型

摄生不慎，湿热蕴结，下注膀胱，灼伤津液，气化失常，发为小便淋痛。症状是妊娠期间突发小便频短涩痛，纳呆胸闷，尿黄赤，大便秘结，苔黄腻，舌质红，脉滑数。

小偏方：竹叶粥

【原料】鲜竹叶30～45克（干品15～30克或淡竹叶30～60克），生石膏30克，大米100克，砂糖少许。

【用法】先将鲜竹叶洗净，同生石膏加水煎汁，去渣，放进大米煮成粥。每日食2～3次。

【功效】适用于心火偏亢之子淋。

小偏方：熟地黄粥

【原料】熟地黄20～30克，小蓟10～15克，大米100克，冰糖适量。

【用法】先将熟地黄、小蓟煎汁去渣，与大米同煮成粥，调入冰糖，日分2次服。

【功效】适用于阴虚子淋。

小偏方：马齿苋汁

【原料】马齿苋一握，适量白糖。

【用法】将新鲜马齿苋洗净后，绞取汁液，加入适量白糖，每日服3次，连服3~5天。

【功效】适用于湿热子淋。

妇女妊娠后由于生理改变，容易出现泌尿系统病变，故预防极为重要。

劳逸适度，勿过久蹲、站。应保持伸展舒适。尿路刺激症状明显或伴发热血尿者，应卧床休息。多选左侧卧位，有利于减少妊娠子宫对输尿管、膀胱的压迫，使尿液引流通畅。

保持心情愉快，以防木郁化火，克犯脾土致生湿热。

忌食辛辣甘腻之物以防助湿生热，伤耗阴精。禁食辛辣肥甘之物，多食新鲜菜果。应鼓励孕妇多饮水，及时排尿，若摄入量不足可输液以补充水分，使尿量保持在2000毫升以上，对尿路可起到冲洗引流作用。

注意保持外阴清洁，采用正确的便后擦肛门的方式（由前向后擦）。每天用温开水清洗外阴，或遵医嘱以药液外洗。房事有节，防止病邪乘机侵入及肾气耗损。

鲤鱼粥治疗胎萎不长

胎萎不长是指妊娠四五个月之后，因胎儿生长迟缓，孕妇腹形明显小于妊娠月份者的病证，又称妊娠胎萎燥、胎不长、胎不长养。少数胎萎不长患者虽经治疗而病愈，然因患病之后胎元受损，可能导致超过预产期数日始分娩。若病情严重，施治无效或失治、误治，可导致胎死母腹或堕胎小产。它与现代医学的胎儿宫内生长迟缓（IUGR）相当，即胎儿宫内发育迟缓，是指胎儿出生体重低于同胎龄平均体重的第十个百分位或两个标准差。如果胎龄已达37周，新生儿体重低于2.5千克，也称为胎儿宫内发育迟缓。

本病多由气血虚弱，孕妇素体气血不足，或因孕后胎漏胎动不安，下血日久耗伤气血，或因脾胃虚弱，孕后为饮食劳倦重伤而化源不足，以致血海不充，胎失所养，因而生长迟缓，发为胎萎不长。如《妇人良方》所说"因有宿疾或因失调以致脏腑虚损，气血虚弱而胎不长"；或由孕妇素体阳气不足，孕后过食生冷寒凉之物戕伐阳气则阳气愈虚，阳虚则阴寒内盛，脏腑生化失调，胞脏失于阳气之温煦，子宫寒冷，则胎失所养而生长迟缓；或由孕妇素体阳盛，或因孕后情志过激，肝气郁而化火，或因孕期调摄失宜过服辛辣燥烈的食物或辛热暖宫药物，以致邪热内盛犯于冲任灼伤阴血，胎为热邪所伤而致不长。

在西医观点中，胎儿体重差异40%来自双亲的遗传因素，且以孕妇的遗传因素影响较大，与孕妇孕前体重、妊娠时年龄以及胎产次相关。如孕前体重低于54千克，妊娠时体重过低或过高，发生胎儿宫内发育迟缓的机会均增高。孕妇营养不良，特别是蛋白质和能量供应不足，长期低氧血症或氧转运能力低下，妊娠合并肾脏疾病，严重贫血、严重心脏病、妊娠高血压综合征，慢性高血压等各种慢性血管疾病，影响子宫及胎盘的血流及功能，导致胎儿营养不良，免疫性疾病、内分泌疾病、感染性疾病时均可影响胎儿生长发育。此外，孕妇吸烟、酗酒、滥用药物等不良嗜好以及社会状态、经济条件较差时，胎儿宫内发育迟缓的发生机会也增多。

肾气亏损型

素禀肾虚，或孕后房事不节，损伤肾气，胎气内系于肾，肾精不足，胎失所养而生长迟缓，遂致胎萎不长。主要证候是妊娠腹形小于妊娠月份，胎儿存活，头晕耳鸣，腰膝酸软，或形寒畏冷，手足不温，倦怠无力，舌淡，苔白，脉沉细。

气血虚弱型

素体气血不足，或孕后恶阻较重，气血化源不足，或胎漏下血日久耗伤气血，冲任气血不足，胎失所养，以致胎萎不长。主要证候是妊娠腹形小于妊娠月份，胎儿存活，身体羸弱，头晕心悸，少气懒言，面色苍白，舌淡，苔少，脉细弱。

阴虚血热型

孕妇素体阴虚，或久病失血伤阴，或孕后过服辛辣食物及辛热暖宫药物，以致邪热灼伤阴血，胎为邪热所伤，又失阴血的濡养，因而发生胎萎不长。主要证候是妊娠腹形小于妊娠月份，胎儿存活，颧赤唇红，手足心热，烦躁不安，口干喜饮，舌红而干，脉细数。

小偏方：鲤鱼粥

【材料】鲤鱼500克，糯米100克，阿胶50克，葱、姜、盐、橘皮各适量。

【用法】将鲤鱼除去内脏和腮，洗净与葱、姜、橘皮、盐一同放入砂锅内。加入清水1000毫升熬汤，去骨后保留原汁。糯米淘洗干净，与阿胶先炒一下一同入锅，用文火熬煮成粥。

【功效】补气养血，安胎。适用于因气血不足引起的胎萎不长、胎动不安和妊娠浮肿。

对于本病的治疗，大多主张用饮食调理资助血气生化以养胎始，助其母气，补脾益肾，滋其化源。如宋代陈自明提出："当治其疾，益其气血，则胎自长。"清代名医肖慎斋曰："总以健脾扶胃为长养之本。"《张氏医通》亦说"胎之生发，虽主肝肾，而长养实关乎脾"，主张"治胎气不长，必用八珍、十全、归脾之类，助其母气，则胎自长"。

为了尽量减少胎萎不长的发生，孕妇还应做到重视预防与摄生。摄生防病是优孕的重要环节。中医预防摄生的理论系统早在《黄帝内经·素问》即有详尽论述。一般而言，孕妇在整个妊娠期中应遵守十六字诀："天人相应，形神兼养，动静结合，重视摄生。"也就是说，要注意"和于阴阳，调于四时"，"虚邪贼风，避之有时"，还要注意形体、精神、饮食的调养，以使精充血足，气机调畅，冲任二脉盛通，胎儿在母腹内方能健康成长。此外还要重视围生期检查，围生期检查是早发现、早诊断、早治疗胎萎不长的重要步骤。凡属高危妊娠之孕妇应有意识地提早、定期做好围生期检查，并在医生科学的指导下完成或终止妊娠。

总之，治疗胎萎不长关键在于早期识别诊断，赢得足够的时间进行治疗。特别是在胎儿生长发育最快阶段，查明原因，辨证论治，是能获奇效的。同时，孕妇亦应"移情易性"，保证气畅血调，冲任安适，使胎儿健康生长发育。

艾灸治疗胎位不正

　　所谓胎位，就是胎儿在子宫内的位置和姿势。它直接关系到孕妇是顺产还是难产，处理不好就会影响孕妇和宝贝的健康，甚至可能造成母亲和宝贝的生命危险。我们知道，子宫内的胎儿是浸泡在羊水中的，由于胎头比胎体重，所以胎儿绝大多数都是头下臀上的位置。正常的胎位不但头朝下，而且胎头俯屈，枕骨在前，呈趴着的姿势，分娩时枕部最先进入骨盆，医学上称之为"枕前位"，也就是俗称的"趴着生"，这种胎位才是正常的胎位，分娩一般比较顺利。

　　胎位不正指妊娠30周后经产前检查发现胎儿在子宫体内的位置不正，呈臀位、横位、枕后位、颜面位等，其中以臀位最为多见。常见于经产妇或腹壁松弛者。由于胎位不正将给分娩带来程度不同的困难和危险，故早期纠正胎位对难产的预防有着重要的意义。

　　妇人以血为主，孕妇气血充沛，气机顺畅则血和，血和则胎安而产顺。

肾主生长、发育,内系胞宫,若孕妇先天不足,或房劳多产,肾气不足,而转胎无力;或素体虚弱,正气不足,神疲肢软,而无力促胎转正;或平素过度安逸,体肥脂厚,或感受寒邪,寒凝血滞,均致气不运行,血不流畅,气滞血瘀;或怀孕惊恐气怯,肝气郁滞,气机不畅,而致胎位不正。其病机主要是肾气不足、气血虚弱及气滞血瘀。治疗应调理气血,使气行则血行,血行则气畅,气血通畅而胎位自然转正。然胞脉者系于肾,补气血的同时要固肾,则胎固气顺。

肾虚寒凝型

孕妇肾(阳)气虚,冲任失固,无以安胎系胞,则胎动不易固定,形成胎位不正。主要症状是妊娠后期,胎位不正,形弱体瘦,面色白,神疲倦怠,腰酸腹冷,舌淡、苔薄白,脉滑无力。

气血虚弱型

孕妇素体虚弱,气血不足,无力促胎调转,以致胎位不正。主要证候是妊娠后期,胎位不正,精神疲倦,气短懒言,小腹下坠,面色㿠白,舌淡苔白,脉滑缓。

肝郁气滞型

孕妇肝郁不舒,气机升降失调,胎气不能畅达,而致胎位不正。主要证候是妊娠后期,胎位不正,伴见胁肋胀痛,时轻时重,精神抑郁,胸闷嗳气,苔薄微腻,脉弦滑。

胎位不正在不同的怀孕周数有不同的发生率。在怀孕5个月时,约有33%的胎儿是属于胎位不正的;而在8个月时,胎位不正的发生率下降至8.8%;到了怀孕9个月时,只有5%左右的孕妇被诊断为胎位不正。这表示,在怀孕中期发现胎位不正的胎儿,大多会在足月时转变成为正常的胎位。通常,在孕7个月前发现的胎位不正,只要加强观察即可。因为在妊娠30周前,胎儿相对子宫来说还小，而且母亲宫内羊水较多，胎儿有活动的余地，会自行纠正胎位，在孕30周后大多能自然转为"头位"。然而一般而言，妊娠32周以后，宝宝生长迅速，羊水相对减少，此时胎宝宝的姿势和位置相对固定。所以在孕32周以后，如果胎儿还是"胎位不正"就基本上等于确定了，当然也不排除极少数胎儿来个"意外之举"。所以胎位不正最合适的纠正时间为孕30～32周。在孕期，胎位不正不会对母儿带来不良影响，但它是造成难产的常见因素之一。

胸膝卧位：在妊娠28周前，可以做胸膝卧位操纠正，即孕妇保持头低臀高姿势。做胸膝卧位前应自解小便，松解裤带。孕妇可跪在硬板床上，胸部垫一个枕头，将两手前臂上屈，头部放在床上转向一侧，臀部与大腿成直角。每日可做2～3次，每次10～15分钟。一周后复查。这是一种借胎儿重心的改变，增加胎儿转为头位的方法，优点是不需要任何条件和设备，只要在家坚持练就行，缺点是练习时孕妇可能出现腰酸、头晕、恶心等现象，常不能坚持。

艾灸疗法：至阴穴属足太阳膀胱经穴，肾经脉气始接之处，刺激至阴穴能激发膀胱经经气，调整肾经经气，使阴阳平衡，又可沿肾经循行传递所受信息至腹部胞宫，维系和调达胞宫气血，从而纠正胎位。现代医学也证明灸至阴穴可兴奋垂体-肾上腺皮质系统，从而增强胎儿的活动，有助于胎位的自转而达到纠正胎位的目的。

治疗时让孕妇取仰卧位，屈膝，因为此时是腹壁最放松的时候。施治者用点燃的艾条对准孕妇两侧足小趾外侧约0.1寸（约一根韭菜叶的宽度）至阴穴处施灸，以孕妇觉足小趾外侧温热但不灼痛为度。每次15～20分钟，每天施灸1～2次，胎位转正即停止。此方法虽好，但并非人人适用。一般来说，应在孕6个月以后进行，因为6个月以前的胎位不正可能会自行转过去。另外如有脐带绕颈、羊水少、腹壁过紧等情况，则胎位也不易纠正。

如果在孕32～34周时，胎儿仍未转向，医生就要考虑为孕妇实行外转胎位术，让胎儿翻转，使孕妇能顺利分娩。外转胎位术有一定的风险性，操作时，可能导致脐带缠绕或胎盘早剥。

透骨伸筋草治疗产后身痛

　　2015年6月，门诊来了一位患者让我印象非常深刻。当时正值夏天，天气很热，可这位患者穿着厚厚的衣服，和周围身穿短裤短袖的患者形成了强烈的对比。患者32岁，北京人，北京某著名汽车公司职员，自诉产后挥汗如雨，持续两个月，并且周身疼痛不适。当时她身体非常虚弱，就诊过程中不停地出虚汗，并且说话有气无力，形容自己"全身没有一处不痛，怕冷，怕风，天气再热，只要有风就觉得风往骨头里钻"。当时给予她中药内服，同时嘱咐回家用中药泡澡。治疗两周，患者再次就诊时，病情已减轻大半，精气神明显好转。

　　产妇在产褥期内出现肢体关节酸痛、麻木、重着者，称为"产后身痛"或"产后痛风"，民间称为"月子病"。妇科检查一般无异常发现，主要表现为关节活动不利，或关节肿胀，局部红、肿、灼热。

　　中医认为，本病的发生与产褥期的生理有关。产后气血虚，风寒湿邪侵入，或产后余血未净导致肢体关节疼痛。具体可分为血虚、风寒和血瘀三种类型。

血虚型

主要表现为产后关节酸痛，肢体麻木，伴随头晕心悸，面色萎黄。舌象一般表现为舌质淡红，苔薄。此时需要补血益气，活络止痛。

风寒型

主要表现为产后遍身关节疼痛，屈伸不利，或痛无定处，或冷痛剧烈，或肢体关节肿胀，重着麻木，畏寒恶风。舌象一般表现为舌质淡，苔薄白。此时需要养血祛风散寒除湿。

血瘀型

主要表现为产后遍身疼痛或刺痛，四肢关节屈伸不利，按之痛甚。恶露量少，色黑有紫块，小腹疼痛拒按。舌象一般表现为舌质紫黯，苔薄白。此时需要养血活血，化瘀通络。

产后身痛可选择用中药泡澡的方式治疗。原料：透骨草、伸筋草、桑枝、威灵仙、海桐皮、艾叶各15克。用法：水煎泡澡，每日1剂。功效：祛风除湿，通痹止痛。此方主要适用于实证引起的疼痛，比如血瘀型和风寒型，而不太适用于血虚导致的产后身痛。

本病多发于冬春严寒季节，与产后虚、瘀有关，但若及时治疗，大多可以治愈。本病以预防为主，注意产后护理，慎起居，避风寒，注意保暖，避免居住在寒冷潮湿的环境中。饮食宜多服用补益气血之品，忌生冷油腻寒凉。总之，使气血周流，身痛自愈。

按摩、外用法、食疗治疗产后大便难

产后大便艰涩，或数日不解，或便时干燥疼痛、难以排出者，称"产后大便难"。也属新产三病之一，早在《金匮要略·妇人产后病脉证并治》中即有记载。

本病发生的机理主要是产后亡血伤津，肠道失润。由于分娩失血，营血骤虚，汗出伤阴，津液亏耗，不能濡润大肠，以致肠燥便艰。《陈素庵妇科补解·产后大便秘结方论》云："产后大便闭结者，由产后去血过多，津液干涸，肠胃燥结，是以大便闭。"或因素体阴血不足，产后阴血重虚，阴虚火盛，内灼津液，津少液亏，肠道失于滋润，大便燥而不行。或因素禀气虚，因产伤血耗气，气伤则元气不足，无力推送大便，便结肠中，壅滞不下。

从此可见，本病发病因素有三：一是因产失血、汗出所致的血虚津亏；二是阴虚火盛；三是元气亏虚。其中尤以血虚为最主要，与产时产后的出血多少、产程长短、是否顺利等有直接关系，体质因素亦有一定影响。同时，三个因素可互为因果：阴血亏虚，虚热内生；邪热内灼，津液耗损；元气亏虚，输送无力，大便结滞，越结越燥，且气虚无以生血，营血愈亏，以至恶性循环。严重者可致腑气不通，浊气不降，症情颇急。

治疗本病以养血润燥为主，根据气阴血偏虚程度，或兼有内热或阳明腑实之异而随证变通。《妇人大全良方》云："产后大便秘涩，因肠胃虚弱，津液不足也。"治疗当顾及产后体虚津亏的特点，以养血润肠为主，不宜妄投苦寒通下之剂，徒伤中气。如《校注妇人良方》薛己按："产后大便秘涩，若计其日期，饮食数多，即用药通之，祸在反掌之间，必待腹满觉胀，欲去不能者，乃结在直肠，宜用猪胆汁润之，若服苦寒疏通，反伤中气，通而不止，或成痞证。"

血虚津亏型

可见产后大便干燥，或数日不解，腹无胀痛，伴面色萎黄，皮肤不润，心悸失眠，舌质淡，苔薄白，脉细。治宜养血润燥，方选益血润肠丸、五仁丸。

气虚失运型

可见产后数日不解大便，时有便意，临厕努责乏力，大便不坚，汗出短气，便后倦怠尤甚，舌质淡，苔薄白，脉虚缓。治宜益气通便，养血润燥，方选黄芪汤、补中益气汤、八珍汤等。

阴虚火燥型

可见产后数日不解大便，解时艰涩，大便坚结伴颧赤咽干，五心烦热，脘中痞满，腹部胀痛，小便黄赤，舌质红，苔薄黄，脉细数。治宜滋阴清热，润肠通便，方选润肠汤合小承气汤、两地汤合麻子仁丸。

小偏方：核桃芝麻大米粥

【材料】核桃仁30克，黑芝麻30克，糯米100克。

【用法】核桃仁研细末，与黑芝麻、糯米煮粥，随意饮服，每日1剂。

【功效】适用于产后营血虚弱。

小偏方：菠菜猪血汤

【材料】菠菜500克，猪血250克。

【用法】上两味水煮，连汤服，隔日或每日1次。

【功效】适用于产后阴亏血虚，肠燥便难。

小偏方：芝麻黄芪蜂蜜糊

【材料】黑芝麻60克，黄芪20克，蜂蜜适量。

【用法】将黑芝麻捣烂磨成糊状，煮熟后调蜂蜜、黄芪煎水去渣冲服。

【功效】适用于产后气虚便秘。

按摩：用双手各1指以适当的压力按揉迎香穴5～10分钟，或按摩法将手指向四周移动扩大面积，致局部产生酸胀而产生便意。迎香穴为手阳明大肠经止穴，与足阳明胃经交接，乃多气多血之经，揉之可使气血流畅，正气得复，肠蠕动增强而产生便意。

外用：以大黄为末，用开水调成糊状填入肚脐，属虚证者用熟地黄切片覆盖，属热证用生地黄片覆盖，外以橡皮膏固定，3天一换。

蜜煎导法：蜂蜜60克，微水缓煎，时时搅动，熬如胶饴状，稍冷后，捻如锭状，勿使冷透，趁温热时，纳入肛门内。

猪胆汁导法：取猪胆1枚，倾汁入碗内，加醋30～60克，搅匀，灌入肛门内。

现代医学认为，产后因卧床休息过多，活动少，腹肌及盆底肌肉松弛，肠道蠕动减弱，加之有些产妇饮食习惯不良，恣嗜辣、姜、精细米面等，少食新鲜蔬菜、水果，或产后因会阴部伤口疼痛等忍解大便，均可引起大便秘结。大便在肠内停滞时间越长，肠壁重吸收水分越多，大便就越干燥、越难解，所以要养成每天定时排便的习惯。

　　产后食物应以易消化的半流质为主，足量补充新鲜蔬菜，可适量食用加温后的香蕉、梨子等水果，服用蜂蜜，在恢复排便前不要过早进补。有条件者可将水果榨汁，适当加温后饮用，既不破坏维生素，又容易为产妇接受。剖宫产术者应于肛门排气后增加饮食量，切忌过早过多进食甜食、鸡蛋等不易消化的食物，饮用牛奶者以饮无糖牛奶为宜。

一粥一菜治疗产后发热

产后发热，产科病症之一。出《医学纲目》。表现为产妇分娩后持续发热，或突然高热，并伴有其他症状。产后1～2天内，由于产妇阴血骤虚，营卫暂时失调，常有轻微的发热，其热不治即退，属生理性发热。亦有在产后3～4天泌乳期间有低热，俗称"蒸乳"，乳通而热自退，均不属本病范畴。若产后发热持续不退，或突然出现高热者，则应视为产后发热。

西医学的产褥感染属产后发热的范畴。产褥感染是分娩后生殖器官的感染，又称"产褥热"。产妇分娩后产道创伤，如宫腔内、子宫颈、阴道、外阴都留下多少不等的创面，加之产妇因为身体虚弱、贫血、营养不良、慢性消耗性疾病、某些局部病灶或产前产后出血等原因，均可使机体抵抗力降低，使细菌入侵生殖器官而导致感染。如处理不及时，可引起败血症、脓毒血症、中毒性休克而危及患者生命，是导致产妇死亡的重要原因之一，故应引起重视。此外，产后合并上呼吸道感染、肺部感染、尿路感染及中暑等，均可导致产后发热,临症时应详加分析,正确诊治。

产后发热的病因病机主要有感染邪毒,入里化热外邪袭表,营卫不和阴血骤虚,阳气外散败血停滞,营卫不通。正如张景岳指出:"产后发热,有风寒外感而热者,有郁火内盛而热者,有水亏阴虚而热者,有因产后劳倦虚烦而热者,有失血过多、头晕闷乱烦热者,诸症不同,治当辨察。"引起产后发热的病因很多,根据产后发热的主要病因病机,临床常分为四个类型,即感染邪毒、血瘀、血虚、外感。

感染邪毒型

产后耗伤气血,血室正开,产时接生不慎,或产后护理不洁,或因不禁房事,致使邪毒乘虚而入,直犯胞宫,稽留于冲任、胞脉,入里化热,而致发热。症见高热,口渴,汗出,腹痛拒按,甚则神昏谵语,皮肤出瘀疹。治宜清热解毒、活血化瘀。

血瘀型

产后血室正开,感受寒邪,或情致不遂,瘀血内停,瘀阻冲任,恶露不下,败血停滞,阻碍气机,营卫不和,因而发热。症见寒热时作,恶露不下或甚少,所下腥臭有块,色紫黯,小腹胀痛拒按,宜养血逐瘀、解热。

血虚型

素体血虚,营阴本弱,或产时产后血去过多,阴血暴虚,阴不敛阳,阳无所附,以致虚阳越浮于外,而令发热。症见微热,头晕,心悸或腹痛绵绵。治宜补气血,调营卫。

外感型

产后耗伤气血,百脉空虚,滕理不密,卫阳不固,以致风寒暑热之邪乘虚而入,正邪相争,营卫不和,因而发热。症见恶寒发热,头痛,肢体疼痛,无汗或咳嗽流涕。治宜养血祛风为主。

小偏方：绿豆芽

【原料】绿豆芽400克，酒5克，香油10克，盐、白糖、味精适量。

【用法】绿豆芽去根洗净，放沸水锅内烫熟捞出，用凉开水过冷，沥干水装盘内；酒、香油、盐、白糖、味精放碗内，调匀浇在绿豆芽上，当菜常食。

【功效】适用于产后高热寒战，胃纳不佳，低热自汗，口渴心烦。

小偏方：百合绿豆薏苡仁粥

【原料】鲜百合100克，绿豆25克，薏苡仁50克，白糖适量。

【用法】鲜百合瓣成瓣，撕去内膜，用盐轻捏一下，洗净；绿豆、薏苡仁加水煮至五成熟，加百合，用文火焖至酥如粥状，加白糖，每日1～2次，每次1碗。

【功效】适用于产后高热或低热不退，纳呆口渴，尿少色黄。

产后感染引起的发热，是产后发热中最为常见的，起病于产后24小时至10天以内，患者主要症状为高热、寒战，产妇出现头痛、身痛、小腹疼痛，恶露量可从正常至较多，颜色紫黯，有腥臭味。如行妇科检查，可见会阴、阴道及宫颈红肿。如炎症发展严重，可能波及内生殖器，出现腹肌紧张等急腹症症状。以清热解毒、活血祛瘀为基本治疗原则。孕妇可多食藕、小麦、猪肝、淡菜、银鱼、鲫鱼等食物。

产后发热重点在于预防及调护，要做到：

做好产前检查及孕期卫生指导，产前患有贫血、营养不良、急性外阴炎、阴道炎和宫颈炎的，应及时治疗。妊娠两个月后禁止性生活和盆浴。尽量避免不必要的阴道检查。

临产时应尽量进食和饮水，宫缩间隙抓紧时间休息，避免过度疲劳，接生者应严格执行无菌操作。对于有胎膜早破、产程延长、软产道损伤和产后出血者，除对症治疗外，还应给予抗生素预防感染。

产后要注意卫生，保持会阴清洁，尽可能早地下床活动，以促进子官收缩和恶露的排出。产褥期加强营养以增强身体抵抗力。

发热期间应多饮水，高热时要吃流质或半流质食物。必要时可采用酒精擦体降温，但不能随意用退热药，以免掩盖病情而延误治疗。

推拿、食疗治疗产后排尿异常

　　妇女产后小便点滴漏下，甚则闭塞不通，或产后不能如意约束小便而自遗，统称为产后排尿异常。产后排尿异常主要表现为排尿困难，小腹胀急，坐卧不安或小便频数，甚者小便不能自控而遗出，如果是产伤所致，小便淋漓并夹有血丝。

　　尿液的正常排出，有赖于膀胱气化的调节。《素问·灵兰秘典论》云："膀胱者，州都之官，津液藏焉，气化则能出矣。"又《素问·宣明五气论》云："膀胱不利为癃，不约为遗溺。"然而膀胱之气化功能即排出和约束尿液的正常，又有赖肺、脾、肾的调节。肺主气，通调水道，为水之上源，且津液经肺的肃降而下输至肾、膀胱化为尿液。脾主中气，运化水液，转输于肺。肾为水脏，司二便，与膀胱互为表里，为水之下关。膀胱尿液能利能约的正常，与肺气的通调、脾气的转输和肾气的开司水液机能的正常协调息息相关。若肺、脾、肾三脏的功能失常波及膀胱，或因膀胱自身受伤及致病因素的影响，便可发生产后排尿异常。

产后排尿异常主要包括小便不通和小便失禁，是由肺肾两虚、膀胱气化失司或产伤膀胱失约所致。病机主要是膀胱气化失职，可由于产后肺气虚，不能通调水道；或肾阳不足，命门火衰，膀胱失于气化或温化而致小便不通或小便失禁。此外，产伤也能造成膀胱失约，小便淋漓不净。产后小便不通，辨证虽有虚、实之别，但仅因膀胱内尿液潴留，小便排出受阻，故总以"通利小便"为治。虚者当补气温阳，化气行水，以助膀胱气化正常，但补虚之时，应佐用通利之品，以助尿液排出；实者清热化瘀，理气行水，以使膀胱气化通利。但临床又应注意产后耗气伤津，酌情选用补气与养阴的药物以防祛邪伤正。

气虚型

素体虚弱，肺、脾气虚，更因产时耗气伤血，或产后饮食不节，劳倦伤脾，肺脾之气益虚，上不能通调水道，下输膀胱，中虚不能升清降浊转输水液，小便因之失常。《灵枢·口问篇》指出："中气不足，溲便为主变。"

肾虚型

肾与膀胱相表里，经脉连属，水道相通。素体肾虚，复因产时劳伤肾气，肾阳不足，命门火衰，即"无阳则阴无以生"，致膀胱气化无权，排溺异常。或因肾阴亏虚，复因产时产后亡血伤津，使津液燥竭，"无阴则阳无以化"，亦可致膀胱气化失职而出现排尿异常。

膀胱损伤型

接生不慎，或难产手术损伤膀胱，亦有因滞产、难产胎压膀胱历时过久，使膀胱瘀郁破溃者。膀胱损伤、破溃则排尿异常。如《诸病源候论·妇人产后病诸候下》指出："因产用力，伤于膀胱，而冷气入胞囊，胞囊缺漏，不禁小便，故遗尿，多因产难所致。"主要表现是产后小便不能约束而自遗，或排尿淋漓挟有血丝。

小偏方：猪肉炒香菇

【原料】香菇100克，猪瘦肉100克，黄酒5克，白糖、味精、盐、水淀粉、香油、酱油各适量。

【用法】将香菇洗净，清水泡发。猪瘦肉切成薄肉片。另用小碗把黄酒、白糖、酱油、味精、盐、水淀粉调成芡汁。食油下锅后，把肉片和香菇同时下锅，旺火爆炒15分钟，随后把芡汁倒入再翻炒，淋上香油，佐餐食用。

【功效】适用于气虚之产后小便失禁。

小偏方：狗肉黑豆汤

【原料】狗肉50克，黑豆50克，桑螵蛸、益智仁各10克，盐、姜各适量。

【用法】将狗肉切成小块，与黑豆加水炖至豆烂肉熟，桑螵蛸、益智仁煎水取汁，加入汤中；以盐、姜调味。分2次吃。

【功效】适用于肾阳不足之产后小便频数及失禁。

小偏方：猪脬益智仁汤

【原料】益智仁30克，桑螵蛸15克，猪脬1具，盐适量。

【用法】益智仁、桑螵蛸洗净，用纱布包好，与洗净的猪脬同放砂锅内炖熟，弃药包，调入盐，食肉饮汤，每日1剂。

【功效】适用于膀胱损伤所致产后排尿异常。

推拿疗法

肺肾虚：患者坐位，医者以双手拇指点按肺俞、膀胱俞、肾俞。再嘱患者仰卧位，施用晨笼解罩法，点按膻中，施用运运颤颤法，点按关元；施用提拿足三阴法，点按委中、足三里、三阴交。

产伤：患者坐位，医者以双手拇指点按脾俞、膀胱俞。嘱患者仰卧位，施用提拿足三阴法，点按三阴交、足三里。

要预防产后发热，孕妇应加强孕期保健，维护身体健康。做好产前检查，预防难产的发生。正确处理各产程，努力提高接产质量和难产手术操作水平，以防止盆底组织、生殖道及尿道的损伤。重视外阴清洁，勤换会阴纸垫和内裤，暂禁房事，避免邪气入脬发生本病或变生他病。对既往有慢性尿路感染病史者，应做预防性治疗，以防复发。产后要注意休息，不宜过食肥甘，保持心情舒畅。

一粥一汤治疗产后蓐劳

产后虚损失治，病势日进，虚弱喘乏，寒热如疟，称为"蓐劳"。如《圣济总录·产后门》指出："产蓐之后，饮食起居，失于常度，使血气不得其养，若血虚则发热，气虚则发寒，血气俱虚，则寒热更作，日渐羸瘦，故为蓐劳。"本病主因，乃产后气血亏损，加之不慎起居，寒温乖违，不禁房事，饮食不节，情志内伤。本病证情颇类肺系疾患，属产后病重证。治宜健脾扶正为主，使饮食增进，能耐药力，然后调其荣卫，补其虚损，日趋痊愈。

在产后蓐劳诸多的症状中，其部分症状如低热、咳喘、乏力、盗汗、纳减消瘦等，可能是西医学之肺结核、结核性胸膜炎以及结核性盆腔炎等疾病的一般症状（或结核性疾病后期所出现的虚损证候呈现于产褥期间，而划归在产后蓐劳的范畴之中），故中医药诊治产后蓐劳时，应根据上述疾病的表现将辨病辨证结合起来，以期求得最为妥当的处理。又因蓐劳是妇女在产褥中虚损成劳的疾病，就中医虚劳的范围，几乎涉及西医各个系统的疾病，包括自身免疫功能低下或免疫功能稳定失调、内分泌腺体功能紊乱、造血功能障碍、代谢紊乱、营养缺乏、神经功能低落或过分抑制（非保护性）引起的疾病，以及其他器官系统功能衰退性疾病。

产后蓐劳可因其素体的差别，分娩时亡血伤津耗气以及产后调摄失误而导致心、肝、脾、肺、肾功能严重衰退、气血虚乏、阴阳失调。由于本病是机体虚损成劳，而"五脏之真，惟肾为根"，"五脏之伤，穷必及肾"，又"四脏相移，必归脾肾"，故在产后蓐劳的病理中，脾、肾的虚损可由他脏的虚损导致，同时脾、肾的虚损又可加重他脏的虚损而发生多脏同病、缠绵难愈的结果。不过本病虽以虚为主，亦应留心气虚、气滞而继发瘀阻，阴虚肺燥而有痨虫作祟的虚中夹实病理。

肺脾气虚型

产前素体气虚，复因分娩耗气，或产时耗气过多，产后劳倦过度，饮食不节，致成肺气虚弱，脾气不健，肺脾气虚久未康复而成产后蓐劳。证见产褥期中，面色㿠白，身倦懒言，动则短气，甚则呼吸喘息，欲咳无力，语音低弱，易感风寒，寒热如疾，时时自汗，食欲缺乏，食后脘腹胀满，或有面浮肢肿，大便稀溏。舌质淡，苔白，脉虚弱。

肺肾阴虚型

素体肾阴不足，阴虚热邪灼肺，肺虚而肾失资生之源，肾阴更乏，又肾阴不足，心肝火旺，火热灼肺，肺阴更虚。亦有当产后正气不足，阴精耗损之时，痨虫乘虚入侵肺脏，继而阴虚火旺更甚，并可加剧虚损而发展为脾肾、气血、阴阳乃至脏腑俱虚，使产后蓐劳更为加重。证见产褥期中，口干唇燥，干咳无痰，或痰少而黏，时而痰中带血或咯血，骨蒸潮热，手足心热，头晕耳鸣，腰膝酸软，颧红唇赤，大便燥结，小便黄少。舌质红，少苔或无苔，脉虚细而数。

心肝血虚型

因肝血不足而肝气郁结使脾土受累，又导致脾胃受纳运化障碍而营血虚少，久虚难食而成产后蓐劳。证见产褥期中，心悸怔忡，惊惕，失眠多梦，头晕健忘，目眩耳鸣，面色萎黄，唇甲色淡，筋脉拘急。舌质淡白，脉细弱。

肝肾阴虚型

肝气郁久化火，肝阴被劫，进而加重肾阴虚从而导致肝肾阴虚，久虚难复而成产后蓐劳。证见产褥期中，眩晕，头痛，耳鸣，急躁易怒，心烦，失眠多梦，口燥咽干，颧红，盗汗，骨蒸潮热，腰膝酸痛，尿少色黄，大便干结，舌质红，苔少，脉细数。

脾肾阳虚型

素体脾胃本虚，产时耗气，产后饮食失宜复又损胃，以致脾失健运而难以滋养先天肾精，精少则气弱，无阴则阳无以化而终至脾肾阳虚，虚而难复则成产后蓐劳。证见产褥期中，神疲身倦，少气懒言，畏寒喜暖，四肢不温，饮食减少，腰膝冷痛，大便溏泄，或自觉腹中冷凉，泄泻清谷，小便频数或失禁，或尿少浮肿，带下清冷量多，舌质淡白胖嫩，苔白滑，脉沉迟细弱。

小偏方：二母团鱼汤

【原料】鳖1只，知母15克，贝母15克，银柴胡15克，甜杏仁15克，盐适量。
【用法】上几味加水适量，同煎煮至鳖肉熟。食肉饮汤。可加盐少许调味。也可将余药焙研为末，以鳖的骨、甲煎汤，取汁合丸服。
【功效】适用于肺肾阴虚型产后蓐劳。

小偏方：肉苁蓉羊肉粥

【原料】肉苁蓉50克，羊肉200克，鹿角胶15克，大米15克，盐、姜各适量。
【用法】肉苁蓉煎水取汁，羊肉切细，鹿角胶溶化；以肉苁蓉汁同羊肉、大米煮粥，粥熟时放入鹿角胶煮沸，加盐、姜调味。分2次吃。
【功效】适用于脾肾阳虚型产后蓐劳。

三七鸡汤治疗产后血崩

从接生起到胎儿娩出后2小时内出血量达到或超过400毫升，或至胎儿娩出后24小时内出血量达到或超过500毫升为早期产后出血。24小时后至产褥期末所发生的阴道大出血，为晚期产后出血或产褥期出血。中医学统称之为产后血崩。《素问·阴阳别论》："阴虚阳搏谓之崩。"王冰注曰："阴脉不足，阳脉盛搏，则内崩而血下流。"按《黄帝内经》原义，崩乃泛指妇科血崩证。

本病基本相当于西医学的产后出血，它与产后宫缩乏力、软产道损伤、胎盘胎膜部分残留、凝血功能障碍有关，若救治不及时，可引起虚脱，甚至危及产妇的生命，故为产后危急重证之一。如系胎盘、胎膜部分残留宫内，或软产道损伤所引起的产后阴道大量出血时，应及时手术止血。

产后血崩多责气虚或血瘀。产妇素体虚弱或产程过长，产时用力耗气，损伤冲任、胞脉，或产伤出血，耗损元气，以致气不摄血，导致产后出血。产时血室正开,六淫、七情易伤胞脉与血相结,气郁血滞;或产程过长劳累耗气,运血无力,余血留滞成瘀;或产时处理不当,导致恶血内留新血难安。上述种种原因均可造成瘀血内阻。冲任不畅,血不归经,也是产后血崩的原因之一。治疗应着重止血,特别是暴崩欲脱之时。但止血非专事固涩,而应依据病情,采用补虚、行瘀、清热等法,根据"治病必求其本"的精神,随证治之。

西医认为本病的原因包括子宫收缩乏力,胎盘因素,产道损伤,剖宫产术后出血,产妇凝血功能障碍以及有关的全身疾病和产科并发症。这些致病原因常互相影响,互为因果,其中子宫收缩乏力居首位。以上种种原因,凡影响子宫肌纤维强烈收缩、干扰肌纤维之间血管压迫闭塞和导致凝血功能障碍的因素均可引起产后出血。短期内大量出血可导致休克、产后感染,并可继发肾衰竭或垂体功能减退,在我国是造成产妇死亡的第一位原因。

气虚型

因产气虚,冲任不固,统摄无权,故令阴道大量出血。主要证候是新产后突然阴道大量出血,血色鲜红,头晕目眩,心悸怔忡,气短懒言,肢冷汗出,面色苍白,舌淡,脉虚数。治宜补气固冲,摄血止崩。

血瘀型

瘀血内阻,新血难安,血不归经而妄行,故阴道大量下血。主要证候是新产后突然阴道大量下血,夹有血块,小腹疼痛拒按,血块下后腹痛减轻,舌淡黯或有瘀点,脉沉涩。治宜活血祛瘀,理血归经。

产伤型

由于急产、难产损伤软产道,经脉破损,故使阴道大量下血,持续不止。主要证候是新产后突然阴道大量下血,血色鲜红,持续不止,软产道有裂伤,面色苍白,舌淡,苔薄,脉细数。治宜益气养血,生肌固经。

小偏方：三七鸡汤

【原料】生三七末6克，子鸡1只，45度米酒200毫升，盐适量。

【用法】子鸡宰后去毛、内脏及鸡皮、脂肪等，切成小块，放炖盅内，加冷开水2小碗，隔水炖3小时，盐调味。每日用鸡汤送服三七末2克，饮酒，并食鸡肉，一日分2～3次食完。

【功效】三七甘，微苦，微温，能活血祛瘀止痛；米酒辛、温，行血通络，以助三七祛瘀止痛；子鸡补中气。本汤逐瘀止痛之同时，又兼顾产后体虚，适用于产后血崩者。瘀血内留所致之产后腹痛者也可食。

刮痧疗法

患者取卧位，术者首先在刮治部位涂以活血化瘀作用的刮痧介质，然后以中等力度刮胸部穴位3～5分钟，刮至局部出现痧痕为好。继刮手部穴位，刮至局部潮红。然后患者转侧卧位，术者以较重力度刮背部穴位，刮至局部痧痕显现。具体穴位如下：

背部：膈俞穴、肝俞穴。头面部：人中穴。腹部：阴交穴、气海穴、关元穴、中极穴。上肢部：支沟穴。

如何预防产后血崩

暂时不准备要孩子的年轻夫妇一定要注意避孕，尽量少做人工流产，以减少分娩时胎盘粘连等发生。

加强孕期检查、保健；患有严重血液系统疾病不宜妊娠者，应及早行人工流产；合并肝炎者，孕期应积极保肝治疗，孕中期开始服用小剂量铁剂，预防孕期贫血发生。产程进展缓慢已有宫缩乏力者，除常规胎肩娩出后给宫缩剂外，产后应持续给予小剂量促宫缩的药物，这样可减少产后血崩的发生。

加强产程的观察、处理，避免急产发生，防止软产道裂伤，提高接生技术，防止严重会阴裂伤的出现。产后应仔细检查胎盘及时发现胎盘残留，避免因之而导致的宫缩力差，产后出血增加。鉴于产后血崩多发生在产后24小时内，应加强这一阶段阴道出血的观察，当然也不能忽略产后2小时以后的阴道出血情况，阴道出血多时也应及时查明原因，给予护理。

在产褥期，仍有极少数人会发生子宫大出血，医学上称为晚期产后出血，较少见，一旦发生对孕妇危害严重。晚期产后出血多数是因为胎盘、蜕膜残留，胎盘附着部位子宫复旧不全或子宫内膜复旧不全。另外，剖宫产后切口感染、缝合不佳者亦有可能发生晚期产后出血，遇到这种情况，应及时就医，仔细查找原因，给予恰当处理。

一粥一汤治疗产后血晕

　　产妇分娩后突然头晕目眩，不能起坐，或心胸满闷，恶心呕吐，痰涌气急，心烦不安，甚则口噤神昏，不省人事，称产后血晕。"晕"，指昏眩、昏厥。"血晕"即因产后失血过多、停瘀或气血虚脱引起的上述症状。本病为产后危急重证之一，多发生于分娩后数小时内，若不及时抢救，或处理不当，可瞬即导致产妇死亡，或因气血虚衰而变生他疾。西医学中产后出血引起虚脱、休克，妊娠合并心脏病产后心衰，或羊水栓塞等病证，均可呈现血晕诸候。

　　本病病因不外虚脱、实闭两端。其多因产程过长、产后失血过多、阴血暴亡、营阴下夺、孤阳上冒、气随血脱、血不养心、心神失守所致；也有因产后寒邪乘虚内侵，血为寒凝，瘀滞不行，恶露涩少，血瘀气逆，扰乱心神，而致血晕。本病虽有虚实之分，但以产后出血过多、心神失养之虚证多见，且更为危重。

　　现代研究认为，导致新产后虚脱、休克的主要原因有产后出血、羊水栓塞、产科弥散性血管内凝血。其中以产后出血最常见，多因产后子宫收缩乏力、胎盘滞留、产道损伤、剖宫产后子宫切口愈合不良、子宫血管开放及凝血功能障碍所致。这些原因往往相互交织,互相影响,引起产后大出血,进而很快导致失血性休克。但有少数产妇在没有出血或分娩创伤的情况下突然发生休克,称产科休克,多因产后血管舒缩性虚脱或血清低钠高钾引起,临证时当注意区别。

血虚气脱型

心主神志,产妇素体气血不足,分娩时或产后出血过多,血不养心,心失所养,神不守舍。气随血脱,营阴下夺,发为厥脱危候。主要证候是产后出血过多,突然昏晕,面色苍白,心悸愦闷,渐至昏不知人,四肢厥冷,冷汗淋漓,手撒眼闭口开,舌淡少苔或无苔,脉微欲绝或浮大而虚。

血瘀气逆型

产后体虚,感受寒邪,余血浊液为寒邪凝滞,当下不下,瘀滞不行,血瘀气逆,并走于上,扰乱心神。主要证候是产后恶露不下,或下亦甚少,小腹阵痛拒按,渐至心下满闷,气粗喘促,进而不省人事,两手握拳,牙关紧闭,面色、唇舌紫黯,脉涩。

小偏方: 桂圆枣仁芡实汤

【原料】桂圆肉10克,芡实12克,炒枣仁10克。

【用法】桂圆肉、芡实、炒枣仁共入锅中,水煎,去渣取汁饮服,每日1剂,连服5天。

【功效】适用于血虚气脱而致血晕。

小偏方: 桃仁粥

【原料】桃仁15克,大米50克,红糖适量。

【用法】桃仁捣烂,加水浸泡,去渣留汁。大米煮粥,待粥半熟时加入桃仁和少许红糖,炖至粥熟即可,每日晨起食之。

【功效】适用于瘀阻气闭型血晕。

产后血晕为产后危急重证之一，若不及时抢救，危及产妇生命。目前对产后血晕的救治，中药参照"血证""厥证""脱证"治疗方法，可予独参汤频服或静脉点滴参附针及生脉注射液，针灸常用穴位有涌泉穴、足三里穴、人中穴等，也可加刺内关穴、合谷穴，并灸百会穴。耳针可取交感穴、心穴、肾上腺穴、皮质下穴等耳部穴位，予强刺激并留针。

本病为产科领域中一种最突出的紧急情况，一旦发生，必须积极采用综合性治疗方法，在常规抗休克治疗如平卧位、吸氧、迅速建立多个静脉通道、补充血容量、升压、纠正酸中毒等综合措施的同时，积极针对病因施治。如因产后出血过多导致产后血晕，当在抗休克治疗同时，迅速找出导致产后出血过多的病因；若因产后子宫收缩乏力所致，当按摩子宫，刺激宫缩，给予宫缩剂，如缩宫素、麦角新碱、益母草注射液肌注或静滴，帮助子宫收缩止血，或宫腔纱布填塞止血。若因胎盘组织残留，当迅速清宫止血；若因软产道损伤而致产后出血，当迅速缝合止血；若因剖宫产后大出血，考虑子宫下段切口裂开，出血活跃者，同时行子宫次全切除术；若产后持续出血不止，检测血HCG持续不正常，当高度怀疑有无滋养叶细胞疾病致子宫穿孔的可能性，一经诊断明确，立即行子宫切除术。

本病多由产后出血发展而来，故防治产后出血是预防血晕的主要措施，要做到：

孕期保健对不宜继续妊娠且患有产后出血可能之并发症者，应及早终止妊娠；对双胎、羊水过多、妊娠高血压综合征等有可能发生产后出血的孕妇，或有产后出血史、剖宫史者，应择期住院待产；对胎盘早剥，应及早处理，注意避免发生凝血功能障碍。

正确处理分娩3个产程，仔细观测出血量，认真检查胎盘胎膜是否完整，有无残留。如有软产道损伤，应及时缝合。

产后2小时内，注意子宫收缩及阴道出血情况，膀胱是否充盈胀满，同时观察血压、脉搏及全身情况。

如产后出血量多，须迅速查明出血原因，有针对性地进行治疗。

藏红花茶治疗产后恶露不绝

2016年9月，门诊来了一位老患者，卢女士。说她是老患者是因为她经常来找我看病，从调月经到备孕，到怀孕，到生产，每次有问题都会来门诊找我调理。其实卢女士本身并不老，才25岁。这次是产后一个月，恶露不尽。患者生产时选择顺产，可能恶露并没有排净，来我处就诊时阴道出血，腥味很重，呈现血块状，颜色非常深。当时给她按照产后恶露不绝来调理。

产后恶露持续3周以上仍淋漓不净者，称为"恶露不绝"，又称"恶露不尽"。产妇新产后，胞宫内遗留的余血浊液通过阴道排出者称为恶露。正常恶露，初为红色，继则逐渐变淡，且无特殊臭味，持续3周左右干净。若持续3周仍淋漓不净则视作异常。

妇科检查可知，产后恶露不绝者子宫较正常产褥者同期之子宫大而软，或伴有压痛，宫口松弛，可有血块及残留组织。

中医认为，本病的发生主要是冲任不固、气血运行失常所致，主要有气虚、血热、血瘀3个原因。

气虚型

主要表现为产后恶露过期不止，量多淋漓不断，色淡红，质清稀，无臭味。伴随有面白神疲，四肢无力，气短懒言，舌象一般为舌淡红，苔薄白。此时应该补血养血，摄血止血。

血热型

主要表现为产后恶露过期不止，量较多，色紫红，质黏稠，有臭味。伴随有面色潮红，口燥咽干。舌象一般表现为舌质红，苔黄。此时应该养阴清热，凉血止血。

血瘀型

主要表现为产后恶露淋漓，滞涩不畅，量少紫黯有块，小腹疼痛拒按。舌象一般表现为舌紫黯。此时需要祛瘀生新，理血归经。

本病的辨证应注意寒热虚实，如量多、无臭味多为气虚，量多、有臭味多为血热，色紫黯、有瘀块多为血瘀。

小偏方：藏红花茶

【原料】藏红花1克，荷叶3克，生蒲黄3克，当归5克。

【用法】开水冲泡，代茶饮用，每日2~3次。血虚者禁用。

【功效】活血通经，散瘀止痛。本方以活血散瘀药为主，所以对于血瘀导致的恶露不绝最为适用，但对于气虚导致的恶露不绝不太适合。

本病为产后常见病，治疗及时，多能治愈，若迁延日久，可导致血虚阴竭，引起产后感染。应加强产后护理，保持外阴清洁，禁止盆浴及性生活，卧床休息时应保持半卧位，有利于恶露的排除。

三方治疗缺乳、回乳

产妇在哺乳期内，乳汁甚少或全无，称为"缺乳"，亦称为"乳汁不行"。缺乳多发生在产后两三天至一周内，也可发生在整个哺乳期。母乳中含有多种免疫物质，对提高新生儿的免疫能力十分重要，亦含有丰富的营养物质，为促进婴儿的发育，应提倡母乳喂养。

过早添加配方奶或其他食品是造成奶水不足的主要原因之一。由于婴儿已经吃了其他食物，并不感觉饥饿，便自动减少吸奶的时间，如此一来，乳汁便会自动调节减少产量。喂食时间过短，哺喂的次数少，或者每次喂食时间短等，都会造成母奶产量的减少。事实上，哺喂母乳不必有固定的时间表，婴儿饿了就可以吃。大约2～3周、6周以及3个月左右，是婴儿较为快速的生长阶段，此时婴儿会频频要求吸奶，这可说是婴儿本能地在增加产妇的奶水产量，若在此时添加其他食物，反而会妨碍奶水的增加。

产妇平日应该多注意营养，不宜过度减轻体重，以免影响乳汁的分泌；最好多食用富含蛋白质的食物，进食适量的液体，并注意营养是否均衡。有时产妇已经恢复上班，便用挤乳器挤出母乳喂食婴儿，没想到却越挤越少，那是因为大多数人工挤乳器并不像婴儿的嘴那般具有增加母乳产量的能力。产妇若吃含雌激素的避孕药，或因疾病正接受某些药物治疗，有时会影响泌乳量，此时应避免使用这些药物，在就诊时，应让医生知道你正在喂母乳。为人母的工作是十分耗费精神以及体力的，建议产妇们放松心情，多找时间休息，从而缓解暂时奶水不足的现象。

乳汁由气血化生，赖肝气的疏泄与调节。故中医认为，本病的主要病机是气血化源的不足与肝气郁结，乳汁壅滞不行。气血虚弱：脾胃虚弱，复因产时失血耗气，气血亏虚，生活之源不足，不能化生乳汁，因而乳汁甚少或全无。肝郁气滞：情志抑郁，肝失条达，气血不畅，经脉滞涩，阻碍乳汁运行，因而乳少或全无。

乳汁不足，证有虚实。乳房柔软，无胀痛，多为虚证。乳房胀硬而痛，多为实证。

气血虚弱型

产后乳汁甚少或全无，乳汁稀薄，乳房柔软无胀感。伴随面色少华，神疲食少。

肝郁气滞型

产后乳汁甚涩少，乳汁浓稠不下，乳房胀满而痛。伴随胸胁满闷，食欲缺乏，或身有微热。

缺乳日常调理可选择局部用热水或用葱汤熏洗乳房，配合葱白尾部根须在乳头周围"清扫"，增强局部刺激。葱白发散力强，配合葱尾的刺激，比较容易改善乳汁的分泌。还可以用橘皮煎水热敷乳房，橘皮理气，"气行则乳行"，针对肝郁气滞型产后缺乳轻症疗效明显。若缺乳严重，需及时就医，以免乳汁积久化热成脓，发展为乳痈。

怀孕期间做好乳头护理，常用肥皂水清洗乳头，防止乳头的皲裂，造成喂养困难。最好做到按需哺乳，及时吮吸排空乳房，促进乳汁分泌。产后忌辛辣肥甘厚味，注意调整情志使气血调和。

产后不能哺乳，或因病或其他原因不宜哺乳，或断奶之初乳汁郁积以致乳房胀硬疼痛，可给予回乳。

小偏方：落花生粥

【原料】花生仁45克（不去红衣），大米100克，山药片、冰糖各适量。

【用法】将花生仁洗净捣碎，加大米、山药片同煮粥，熟时放入冰糖稍煮即可。有健脾开胃、润肺止咳、养血通乳之功。

小偏方：胎盘蒸鳖肉

【原料】猪或羊胎盘1个，鳖肉120克，生油12克。

【用法】将胎盘洗净，切成长宽各2厘米的块，鳖肉切成长宽各2.5厘米的块。生油烧至八成熟，倒入胎盘、鳖肉速炒30秒钟，加水两碗烧片刻，一起入钵内，上笼蒸30分钟即可服用。有补气养血、益精催乳之功用。

小偏方：黄芪通草鸡

【原料】炙黄芪50克，通草10克，黄酒1匙，母鸡1只，盐适量。

【用法】将净膛鸡切块，再将炙黄芪、通草洗净放入，撒上盐，淋入黄酒，旺火隔水蒸3~4小时，空腹吃，有补气养血、健脾和胃之功用。产后体虚乳汁不足者，食之甚佳。

敷贴、食疗治疗产后腹痛

　　孕妇分娩至产褥期，出现以小腹疼痛为主症者称为"产后腹痛"，亦称为"儿枕痛"。产妇分娩后，常有小腹部阵发性疼痛，乃产后子宫收缩所致，持续3~5天可逐渐消失，属生理现象。若小腹疼痛阵阵加剧，或腹痛连绵，持续不已，影响产妇身体健康及子宫修复者，则需要及时治疗。

　　产后腹痛西医学称为产后宫缩痛。产后宫缩痛的主要原因是子宫收缩，生产后第一天，子宫维持在脐部高度，然后每天下降一横指，10~14天子宫会回复到骨盆内的位置，4~6周回复到正常体积。产妇哺乳期体内会释出催产素，刺激子宫收缩加重宫缩痛。

　　中医认为产后腹痛的原因是胞脉气血运行不畅，迟滞而痛，主要有血虚和血瘀两个原因。血虚：素体虚弱，气血不足，产时、产后伤血耗气，冲任血虚，胞脉失养，不荣则痛，或血少气弱，迟滞而痛。血瘀：产后正气虚弱，起居不慎，感受寒冷，血为寒凝，血行不畅，恶露滞涩；或情志不畅，肝气郁结，气滞血瘀或恶露滞塞不下；或胎衣残留，瘀阻冲任，胞脉失畅，不通则痛。治疗重在调养气血，使气血通畅。

血虚型

产后小腹隐隐作痛，喜按喜揉。伴随恶露量少，色淡质稀。头晕眼花，心悸怔忡，大便秘结。舌象一般表现为舌质淡红，舌苔薄白。此时需要补血益气。

血瘀型

产后小腹冷痛，拒按，得热痛减，伴随症状表现为恶露量少，滞涩不畅，色紫黯，有血块，面色青白，四肢不温，或伴胸胁胀痛。舌象主要表现为舌紫黯，苔白滑。此时需要活血祛瘀。

小偏方：甘草姜枣茶

【原料】大枣、生姜、甘草各适量。

【用法】大火煮开后小火煮20分钟，开锅后去渣滓，药水中可放入两颗高粱饴糖，搅拌待化开后服用。

【功效】生姜温中除寒，大枣健脾和中，甘草缓急止痛，高粱饴补虚温中。

小偏方：当归川芎茶

【原料】当归10克，川芎6克。

【用法】将当归、川芎水煎。

【功效】此方可活血调经行气止痛，对于血瘀导致的产后腹痛尤为适用。

血寒腹痛敷贴法：牙皂2.5克，细辛1.5克，葱白3根，生姜3片。将前二药研为细末，葱白、生姜捣烂调匀，用酒精调成糊状，混合后敷于印堂穴或痛处。可加温灸。

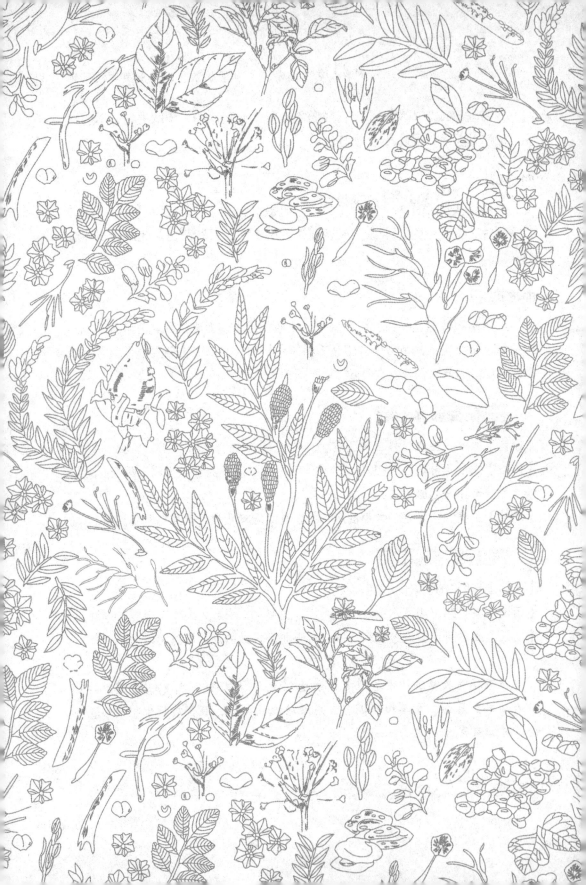

第七章

呵护女人"圣地"，
享受幸福爱情

一羹一汤治疗阴道干涩

　　阴道干涩是女性外阴部出现萎缩干枯的一种疾病，多发生于70～80岁老年女性，但是同样可以出现在青年女性身上。随着生活节奏的加快，现代女性的压力越来越大，许多已婚的女性或许有过这样的困扰，夫妻生活时出现阴道分泌物显著减少，阴道润滑度不够，出现疼痛不适等，严重影响夫妻生活质量，从而给夫妻双方带来心理上的压力，进而影响夫妻感情，更甚者会导致家庭破裂。因疾病部位隐秘而难以启齿，许多女性朋友首要选择不是就医，而是隐忍或者是通过上网搜寻民间偏方来进行治疗，往往达不到预期效果，有时还会使病情进一步加重。

　　当夫妻双方进行夫妻生活，身体接受对方各方面的刺激时，伴随着这些刺激，身体会发生一系列变化，其中下丘脑及其他影响生殖器反应区域就会被激活，就使自主神经增加流向阴道的血流，而阴道黏膜下分布着丰富的毛细血管网，当血流增加时，血液中多余的液体就会漏到阴道腔，同时女性的前庭大腺也会加速分泌，使阴道润滑，为夫妻生活做好良好的准备。阴道干涩常见于老年女性，在排除其他疾病的情况下，主要是因为随着年龄增长，绝经期后卵巢的功能开始衰退甚至消失，卵巢分泌雌激素的水平也会随之显著下降，女性的身体进入衰退期，雌激素水平的下降使得女性阴道黏膜失去滋养而变薄和萎缩，从而出现阴道干涩。青年女性并没有经历更年期，卵巢功能处于一个良好的状态，如果出现上述阴道干涩的表现，说明身体已经出现了一些问题。

饮食不均衡会造成此病，如果女性朋友除了阴道干涩之外，身体其他地方还会出现干涩，这是身体缺乏维生素B_2的表现。随着社会生活节奏的加快，许多女性朋友将更多的精力投入到职场生活中，这给她们带来了无形的隐患。心理压力过大会导致精神不能得以放松，性欲唤起迟钝，身体调节差，阴道润滑度不够，阴道干涩。再加上社会观念的开放，性行为也逐年增加，许多人不能采用安全的避孕措施，很多女性服用避孕药物，认为既安全效果又好，殊不知长期服用避孕药，其中的孕酮会导致阴道干涩，并带来其他伤害。女性没有受到足够的性刺激，神经调节未达到，会导致阴道分泌液不足，而导致阴道干涩，夫妻生活不适。内分泌失调、妇科炎症以及过度清洁阴道，会导致健康菌群失调，也会造成阴道干涩。

传统的中医理论认为，肾为"先天之本"，内藏先天之精，与人体的生长发育和生殖有密切的关系，肾气充足，才可滋养生殖系统。物质基础充足了，还需要通道将精华物质输送下去，这就与人体的冲脉和任脉有关了。而冲脉和任脉又属肝、脾、肾所统，加之中医的五行理论中肺与肾和脾的关系密切，故此病与肝、脾、肾、肺以及冲任二脉都有关系。中医认为此症可以分为虚证与实证两大类：实证多与气郁有关，精微物质不得下输；虚证多与气血亏虚有关，脾生化无源，肾阴不足，肺燥而伤津，都可导致精微物质不充足。

肾阴亏虚型

可见形体瘦弱，头发无光泽，腰膝酸软，困乏无力，手心足心发热，失眠多梦，月经先后不定，量少色淡，伴有性欲减退，行房时阴道分泌液迟迟不至，干涩疼痛，性交困难。

肝郁脾虚型

善于叹息，食欲减退，面色发黄，皮肤比较干燥，月经推迟、量比较少、颜色淡，头昏乏力，晚上失眠多梦，外阴干燥，伴有瘙痒，性交时阴道干涩疼痛。

肺燥津伤型

一般产生于热病或者肺萎之后，在青年女性中不常见，症状多见皮肤干燥、咳嗽少痰，傍晚面色发红，口干口渴，性欲不高，外生殖器萎缩，阴道干涩严重，无法性交。

阴道干涩以肾阴亏虚和肝郁脾虚两个证型最常见。

小偏方：黄豆滋补汤

【原料】黄豆30克，菟丝子15克，女贞子15克，旱莲草10克。

【用法】水煎内服。每日1剂，早晚分服。

【功效】滋阴补肾，适用于肾阴亏虚型阴道干涩。

小偏方：银耳百合玫瑰羹

【原料】玫瑰花6克，银耳30克，百合30克，鲜山药30克，冰糖30克。

【用法】以上诸药加清水同炖即可。每日1剂，早晚服用。

【功效】疏肝健脾，滋阴补肾，适用于肝郁脾虚型阴道干涩。

外洗方治疗异味阴道炎

2016年，门诊接待了一位河南安阳患者，也是经朋友介绍特地来北京找我看病。该患者36岁，经常感到阴道奇痒无比。患者形容说"像有小虫在爬"，感觉特别难受，而且这种事情一般都难以启齿，所以给她的生活和工作带来了很大的困扰，以至于失眠、抑郁、焦虑接踵而来。当时该患者不仅要中药内服，更要选择中药外洗，开了大概有两周的剂量，两周以后该患者微信告知以上症状全部消失。

大部分人对于阴道炎的认识存在一个误区，认为只是外阴瘙痒和阴道分泌物增多。其实作为很常见的一类妇科疾病，阴道炎只是大家笼统的说法，它分为好几个类型。这里先介绍伴有瘙痒的阴道炎类型。

滴虫性阴道炎。这类阴道炎主要症状就是阴道分泌物增多及外阴瘙痒，或者有时有灼热、疼痛、性交痛的症状，这类分泌物的特点是稀薄但有点脓液，颜色是黄绿色的，有泡沫。

外阴阴道假丝酵母菌病。这是一种细菌疾病，临床表现是外阴瘙痒、灼痛、性交痛及尿痛，部分患者会出现阴道分泌物增多，分泌物特征呈白色稠厚的凝乳状，像豆腐渣样。

细菌性阴道病。主要症状是阴道分泌物增多，有鱼腥味，尤其性交后加重，还可能伴有轻度外阴瘙痒或灼烧感。

萎缩性阴道炎。主要症状是外阴灼热不适、瘙痒和阴道分泌物增多。分泌物呈淡黄色，很稀薄。

阴道炎的类型众多，不能一概而论。否则不仅不能治疗疾病，还会出现越洗越痒的现象。

滴虫性阴道炎是由阴道毛滴虫引起的常见炎症，主要经由直接传播——性传播，以及间接传播——公共浴池、浴巾等。滴虫滋养体生存能力很强，高温、低温和干燥环境下都能较长时间生存，在普通的肥皂水中也可生存2小时左右，所以平常我们可以将内衣、毛巾煮沸5～10分钟左右以消灭病原体。

外阴阴道假丝酵母菌病多生活在酸性环境下，身体免疫力降低时才会出现症状。这类假丝酵母菌对热的抵抗力不强，加热至60℃，1小时即可死亡。

细菌性阴道病主要是厌氧菌居多，可能与阴道碱化有关，多是由频繁性交、多个性伴侣或阴道灌洗引起。

萎缩性阴道炎主要是因为卵巢功能衰退，多发生于自然或人工绝经后妇女，也可见于产后闭经或药物绝经治疗的妇女。

中医认为，此病与内在肝、脾、肾功能失常或者感染虫邪有关。肝主血，绕阴器；肾藏精，主生殖，开窍于二阴；而脾主运化水湿。此病分为虚实两类：实证为湿热下注或者虫毒感染；虚证为房劳过度，肝肾不足，精血亏虚而导致生风化燥。证型可以分为以下三类：

湿热下注型

由于素体脾虚或者饮食不节、思虑过多而导致脾气损伤，脾气损伤则水湿内停，又或者素体肝郁，郁怒伤肝，肝气郁结，日久化火。两者均可导致湿郁化火，湿热下注，阴部瘙痒有异味。

感染虫邪型

忽视卫生或者久居潮湿之地，以致湿邪生虫，虫邪侵入阴部，导致外阴部瘙痒。治宜杀虫止痒，祛湿化浊。

血虚阴亏型

由于脾肾虚弱，气血生化之源不足，血虚则生风，风胜则痒。房劳过度，年老体弱，经血亏虚则阴部失痒。

当阴道分泌物呈黄绿色，而且阴部瘙痒时，可用外洗方——蛇床子野菊苦参方。原料：蛇床子30克，野菊花15克，苦参12克。用法：上述药材加上适量的水，煮成药液，备用。用法：温度适宜后坐浴。此方以苦寒之药为主。苦能燥湿，能泻热，能坚阴，湿热下注证可用此方。

一粥一羹治疗阴道松弛

　　对于阴道松弛，很少人会选择就诊，但门诊上确实接诊过这样的患者。该患者是江苏江阴人，42岁，预约就诊时说自己来看耳鸣，到了诊室才开口说自己是来看阴道松弛的问题。她自己有点不好意思，因为是她老公偶尔说起她和以前比阴道有松弛的，让她觉得很羞愧，思前想后前来就诊。当时不但打消了患者的心理负担，而且教她平时练习提肛动作，中医称为"搓谷道"，并配合骑自行车运动。三个月后，患者反馈已得到明显改善。

　　随着年龄的逐渐增长，阴道出现松弛的情况，一般中医也称为"阴宽"，指阴道松弛甚至阴道前后壁膨出的情况。女性若出现阴道松弛，一般会影响夫妻性生活的和谐，还会造成严重的妇科疾病。

　　当阴道出现松弛时，会有很多细菌在阴道中留存，造成很多妇科疾病并反复发作。同时，阴道松弛会造成女性难以诉说的痛苦及尴尬，形成严重的心理压力，而女性压力一大，就会造成内分泌紊乱，月经失调，性欲丧失，过早进入衰退阶段。衰老是女性最大的杀手。

对于阴道松弛的原因，中医和现代医学的认识是不同的。现代医学认为阴道松弛是在分娩时，阴道被过度拉伸，阴道周围的组织不能完全复原所致。而中医认为，阴道松弛与肝、脾、肾三脏有关，由于产育很多，或者人工流产很多，或者其他疾病导致身体虚弱，肝的气血被损耗，阴道的经筋和筋膜失养，可导致阴道松弛；产育过多还会导致肾气亏虚，不能固摄，导致阴道松弛，比较严重的甚至会发生阴道壁的膨出。如果生产时用力过猛，或产后过早参与劳动，都会导致脾气损伤而致虚弱，中气下陷，所以会出现阴道松弛。

脾虚气陷型

阴道松弛，吃饭不香，神疲倦怠，小肚子轻微下坠，大便比较稀薄，带下是比较清稀的白色。

肾虚气衰型

阴道松弛宽大，还伴随肾虚的症状，使腰膝酸软，性欲不高，小便频繁，还有的人会有头晕耳鸣。

肝血虚证型

阴道松弛宽大，更有甚者会有阴道壁脱出，还伴有其他症状，视力模糊，性欲也不如从前。肝主筋，肢体失去血液的濡养，则肢体麻木，血虚则指甲色淡。

小偏方：大米莲藕南瓜粥

【原料】南瓜250克，老藕250克，大米100克，适量白糖。

【用法】南瓜切块，老藕切薄片，与大米一起煮粥，加入白糖调味即可。

【功效】补中益气，健脾和胃，除烦渴。

小偏方：猪肝煮鸡蛋羹

【原料】生猪肝1块，葱白10段，鸡蛋3个。

【用法】将猪肝和葱白放入豆豉汁中煮作羹，要煮熟的时候放入鸡蛋，待鸡蛋煮熟即可。

【功效】补养肝血，濡养眼睛。

多种食方治疗性欲减退

　　北京某公司职员，黄女士，35岁，前来就诊时说想看一下性冷淡的问题。该患者工作紧张压力大，近半年来对夫妻生活没有什么兴趣，每次老公提及此事都会让老公"滚一边去"，因此导致家庭生活紧张。后来在她老公的陪同下一起前来治疗，经过中药调理、食疗调理以及心理疏导，问题基本得到解决。后期该患者又来门诊看别的病时特地问及此事，她说因此事给夫妻关系带来的不和谐已经解决。

　　性欲减退是没有性别区分的，育龄女性患有性欲减退的概率更大一些。性欲减退是指3个月以上，甚至更长时间内没有主动的性要求，或者当双方性交时，对其配偶的性爱行为反应很迟钝、淡漠，或者在夫妇相互嬉戏时，持久无明显的情动于外的反应征象等，是以性生活接受能力和性行为水平均降低为特征，又称为"性欲减退"或者"性欲淡漠""性欲低下"。随着夫妻年龄增长和夫妻之间的感情慢慢平淡，会引起性欲的减退，这不属于病态，无须过虑。

性欲减退，目前还没有定量的诊断标准。但是这类疾病往往与精神、心理、身体疾病以及服用药物有关。

性欲减退大体是因为心理和精神方面的原因，以及各种器质性的疾病，吸毒人群的性欲也会随之减退。

中医认为，此病与心、肝、脾、肾、冲任等脏腑和经络有关，以肝肾为主。辨证要点是辨虚实与形神。

辨形神：神气乱，多数是情绪影响，表现为情绪不高，抑郁寡欢，烦躁易怒，多是功能性的障碍。而如果是形气不足，一般都是身体中精、血、气、津等亏虚，脏腑空虚，一般就涉及了脏腑病变。

辨虚实：如果平素郁闷，情志不遂，就会导致肝气郁结，心神不能舒展，属于实证，多呈现出功能郁闭的状态。相反，如果大病久病，耗伤气血，就会导致肾阳虚衰，心脾两虚，肝血不足，冲任虚损，心虚胆怯，多是功能低下的状态。

肾阳虚衰型

以性欲的减退、少腹虚冷喜暖为主症，兼有怕冷，腰膝酸软，带下清稀、呈白色。

心脾两虚型

心气虚和脾气虚的症状比较明显，以性欲减退、心悸失眠和饮食不香为主要症状。兼有面色无光、口唇色淡，身体易疲乏，月经量少色淡，白带多，大便溏。

肝血不足型

肝的症状明显，以性欲减退、面无血色、眼干涩、月经过少或闭经为主要症状，伴有头晕眼花、失眠多梦、四肢麻木或者手指麻木，或胁肋部隐隐作痛，并且平素易发怒和悲伤，腰软没有力气。

冲任虚损型

冲任损伤，以性欲减退为主症，兼有头晕眼花、腰软、身体瘦弱、精神不振、嗜睡或者失眠。

心虚胆怯型

心气和胆气虚弱，则血虚易惊恐。以性欲减退甚至消失为主要症状，伴有平素胆怯易惊，睡眠质量不好。

肝气郁结型

肝气主调达，肝郁则导致气血运行不畅。以性欲减退、情绪不稳定为主要症状，伴有两胁部的满闷和胀痛，情绪容易激动也容易郁郁寡欢，月经失调。

小偏方：苁蓉羊肉汤

【原料】肉苁蓉30克，羊肉1斤，盐适量。

【用法】将羊肉洗净切块，与肉苁蓉同入砂锅，炖至羊肉烂熟，用盐调味即可。喝汤吃肉。

【功效】益气养血，补肾壮阳。

小偏方：鹿茸酒

【原料】鹿茸3克，山药30克，锁阳15克，低度酒500毫升。

【用法】用低度酒浸泡三味药1周，每次服10～20毫升，每日2次。

【功效】适用于肾阳虚证性欲减退。

小偏方：鹿角胶粥

【原料】鹿角胶12克，枸杞子15克，大米60克，香葱少许，盐适量。

【用法】先将大米加水600毫升煮粥至半熟，加入枸杞子、鹿角胶至熟，再加入香葱、盐煮片刻服食，每日1次。

【功效】适用于肾阴虚证性欲减退。

小偏方：佛手花茶

【原料】佛手花2克，玉蝴蝶1.5克，白糖适量。

【用法】沸水浸泡，代茶频饮。

【功效】适用于肝气郁结证性欲减退。

小偏方：黄芪枸杞鸡

【原料】黄芪30克，枸杞子30克，净鸡(除内脏外不拘部位)250克，调味品适量。

【用法】将黄芪、枸杞子与鸡一起加水1000毫升炖至鸡熟，食鸡饮汤，宜常服食。

【功效】适用于气血虚弱证性欲减退。

　　女性朋友进行夫妻生活时，由于种种原因，内心不能完全放松，久而久之就会造成性欲的减退。性欲减退需要夫妻双方共同的努力，双方可以通过沟通，缓解这一情况。女性性欲低下时，作为性伴侣不要施压、责难，要多鼓励、关心对方，帮助对方消除紧张的情绪。

桂圆茶治疗房事后阴道出血

　　某公司老总王女士，之前有崩漏史，崩漏治愈后，夫妻同房皆有少量出血，大概会持续3～5天，只要不同房就没事。该患者害怕再次崩漏，由此变得恐慌焦虑并拒绝夫妻生活。后来在她老公的陪同下前来就诊，治疗两个月后基本恢复正常。

　　夫妻生活是两个人相互表达彼此情感的一种方式，但是当激情退去，发现阴道少量流血，不少夫妻会感到害怕、焦虑。首先要对它有一个正确的认识，房事出血一般指的是夫妻生活进行性交时或者性交之后，女性的阴道或外生殖器局部有少量出血现象，一般会从阴道流出，特别注意区别尿道出血。若房事清洁后无流血，小便时出现少量流血，有可能是尿道出血，需要去泌尿科检查一下，是不是因为有结石或者其他泌尿系统疾病，在性交的时候由于动作粗鲁，而使结石划破黏膜，血管破裂。一般阴道出血，出血量不是很多，很少出现大出血的情况。

造成性交后阴道出血的原因很多，大体可以分为两种，一是机械性损伤，就是男士的动作过于粗暴，加之女性正好处于一些特殊时期，例如新婚第一夜、妊娠期、老年期。二是由于女性经常患的一些妇科疾病，涉及女性的身体健康。性交后阴道出血如果是暗红色，基本上已经在体内留存了一段时间了，一般都是次日排出，量不大，要考虑子宫颈发生了炎症或者糜烂，可以去医院做常规的妇科检查或者阴道镜检查。若排出的是少量新鲜的血液，要考虑宫颈长了息肉。如果性交后不仅出现了阴道量少色暗的流血，还伴有腹痛，考虑是否为子宫内膜异位症。子宫内膜异位症是一个很特殊的疾病，近年来发病率呈增长的趋势，多与经期性交有关系。还有一个就是妇科最大的杀手——宫颈癌，性交后出血是其最早出现的症状，并且随着疾病的发展，性交后出血会逐渐加重。如果出现类似症状，要引起特别重视。除此之外，有些夫妻在排卵期同房也会造成性交后阴道出血，如果没有异常的情况，可不必过度惊恐；如果身体有其他不适，就需要及时就医，排除其他疾病。

性交后阴道出血，中医一般称为"交接出血""交感出血"，可发生于任何年龄段的女性，主要与心、脾、肝、肾及冲任两脉有关。心主血，脾统血，肝藏血而肾为先天之本。心脾气虚则不能统血，故性交后阴道流血。脾肾亏虚，肾气不固，不能温煦、统摄和固护血液，加之男女交合之时，阳气大动，耗气更甚，经脉不能得以固守，则血溢脉外。肝气郁结，则肝郁化火生热，生热则迫血妄行。若平素嗜食辛辣之品，体质偏于湿热，当交接之时，百脉沸腾，气血旺盛，加之湿热内迫而致出血。房事频繁，会使冲任受损，致冲任不固而漏血。总而言之，可以分为虚实两大类：肝郁化火，湿热下注，多为实证；心脾两虚，脾肾虚弱，肝肾阴虚，冲任损伤，多为虚证。

心脾两虚型

以交合之时阴道少量出血、血色淡红为主要症状，伴有阴户部隐隐作痛，精神萎靡不振，吃饭不香，身体倦怠乏力，心情郁郁寡欢，面色萎黄，心中悸动，容易忘事，失眠，白带量多。

脾肾虚弱型

以交接出血、量少色淡为主症，伴有面色㿠白，神疲乏力，失眠多梦，腰背酸痛，阴户、小肚子有冷感。

肝肾阴虚型

以交接出血色红、阴部又热又痛为主症，还伴有头晕耳鸣，面色潮红，心烦失眠，口干，夜晚出汗，手心足心出汗，腰部和膝关节酸软。

冲任损伤型

以交接出血、血色黯红夹有血块为主症，伴有头晕耳鸣，五心烦热，急躁，易怒，腰部和背部酸痛，小肚子疼痛，口干，大便干燥。

肝郁化火型

以交接时阴道出血量较多、血色鲜红为主症，伴有口苦，咽部干燥，心烦易怒，便秘，小便发黄，量少，带下黄色，有臭味，质地黏稠。

湿热下注型

以交接出血、阴部灼热疼痛、带下量较多、颜色发黄、有臭味为主要症状，还伴有面色发红，眼睛发红，烦热胸闷，口中发苦，咽部干燥，小便发黄或者阴部肿胀。

小偏方：桂圆茶

【原料】桂圆8枚。

【用法】桂圆去核，剩下果肉，然后冲泡成茶水喝。

【功效】桂圆可以补血养心，益气健脾，令人气血充足，可以很好地改善心血不足、倦怠乏力、纳食不香的症状。如果属于湿热的体质，不建议泡茶水饮，清热燥湿类的药物味苦，口感不好，不建议当做饮料用。

一茶一饮治疗阴吹

　　妇人阴中时时出气且气出有声，状如矢气者，谓之阴吹。若没有其他伴随症状，全身没有其他不舒服，则不作病论。阴吹主要是由于大便秘结，阳明的肠腑不通，浊气不得泄，从阴道而出。此阴吹之气与矢气不同，虽均出有声，但此阴吹之气无臭味。如果出现此种情况，还是要根据临床表现及其兼症，根据中医证型诊断。

　　中医认为阴吹多与气、痰、燥有关，可以分为气虚和气郁：气虚多涉及脾，如果平时脾胃功能较弱，或者过劳使脾胃受损，就会导致脾失运化的能力，导致气血亏虚，进而中气下陷，腑气不按之前的通路排出；气郁的话，就有可能是患者的性格平时偏于抑郁或者急躁，致使肝气不舒，气机逆乱，堵在中焦脾胃，导致腑气不通，前阴处排出。还有痰湿。痰湿最易盘踞中焦，浊邪不分，不能升清降浊，反而下泄，或者痰湿下注导致气随下泄，也会导致阴吹。最后是燥，胃喜润恶燥，平素喜欢吃辛辣食物，就会导致胃燥，胃燥大便干结，腑气不得排出，便从前阴而走。

中医诊断证型不外乎虚实两大类。虚证就是指气虚，而实证则有三——气郁、胃燥、痰湿。

气虚型

气血导致的阴吹声是很低沉的，不是连续的，时断时续，患者头晕，倦怠，四肢乏力，喜欢躺着，胃脘痞闷，或者由于中气下陷而导致小腹坠胀。

气郁型

气郁导致的阴吹声时轻时重。患者精神很郁闷很忧愁，脾气较大，所以急躁易怒，胸胁、少腹胀痛，食少，常想叹息。

胃燥型

阴吹簌簌有声，口燥咽干，大便干燥，腹部胀满，舌红苔黄，脉滑数。胃燥的症状很少，比较好判断。

痰湿型

痰湿导致的阴吹伴随带下量大且色白质稀，因痰湿积聚于胸中，所以胸膈满闷，或者痰上泛，导致呕吐痰涎，口中感觉淡腻。

临床上一般以痰湿和胃燥导致的阴吹最为常见。对于痰湿导致的阴吹，可选用神曲化湿饮；对于胃燥导致的阴吹，可选用麻仁润肠茶。

小偏方：神曲化湿饮

【原料】炒神曲10克，陈皮10克，石菖蒲10克。

【用法】将以上诸药放入杯中，冲入沸水，加盖子闷10分钟即可代茶饮用。

【功效】健脾温中，燥湿化痰。

小偏方：麻仁润肠茶

【原料】火麻仁10克，杏仁6克，决明子15克。

【用法】将以上诸药放入杯中，冲入沸水，加盖子闷10分钟即可代茶饮用。

【功效】泻热润燥，理气导滞。

两粥一汤治疗性交疼痛

性交时阴户、阴中、小腹疼痛，甚或疼痛难忍，或性交后仍感局部灼痛及盆腔内疼痛者，称性交疼痛，又称"性交痛""交媾阴痛""嫁痛""合阴阳辄痛""小户嫁痛""阴中痛""阴户痛"等。

性交疼痛是女性最常见的性功能障碍。性交疼痛有的是器质性因素所致，如生殖器的先天异常、炎症、子宫内膜异位症、盆腔瘀血综合征等；有的是生理性因素，如卵泡的发育、成熟与破裂；更多的还是心理因素所致。性交疼痛和性交不能是两组常见的症状，疼痛严重时自然无法性交。性交疼痛与阴道痉挛也可互为因果，形成恶性循环。凡能影响阴道润滑的疾患都可导致性交疼痛。性交疼痛可发生在插入过程中、抽动过程中或性交之后；可发生在阴道，也可发生在下腹部。阴道口或阴道管疼痛主要由于消极条件反射的形成或焦虑等心理因素造成的抑制性影响。阴道顶端部位疼痛与缺乏充分性唤起有关，也可能是器质性疾患的信号。弥散性的或单侧的深部疼痛多属盆腔充血或盆腔交感神经综合征，也可能存在显著的心理病理因素。除器质性问题要对症处理外，关键是通过心理治疗解除消极因素带来的紧张、畏惧心理，然后再通过一些行为指导，帮助患者消除精神压力，问题自然迎刃而解。

西医学认为引起性交疼痛的主要原因

性器官发育异常。如阴道过于狭窄、处女膜较厚而坚韧、处女膜环过紧弹性较差等。

生殖器官病变。如各种阴道炎性病变的急性期、阴道的瘢痕收缩致阴道过窄、子宫内膜异位症（尤其是阴道、宫颈处的内膜异位症）、盆腔的炎性病变，以及由于卵巢功能低下，导致阴道黏膜变薄、阴道中黏液过少等。

心理因素。如性知识的缺乏或对性生活的偏见误导、性交前缺乏适当的准备、阴道干涩，或因被性强暴而存有的恐惧感等。

性伴侣的粗暴性交，暴上猝下，尤其是性虐待。

而对于中医来讲，性交疼痛的发生与肾和肝的关系较为密切。盖因肾主生殖，司二阴。唯肾气充盛，天癸泌至，冲任二脉通盛，则胞宫、胞脉、玉门等才能正常发育，阴阳才能充实，肾精充盛，性交时始能肾气至而阴户津润。若肾虚精亏，行房之时，肾气难至，阴中干涩，以致性交疼痛频作。肝主筋，前阴为宗筋之会，肝经绕阴器，抵少腹。如素性抑郁，或情志内伤，肝气郁结，失于疏泄；或郁久化火，熏灼阴器；或与湿搏结，湿热循经下注，阴器失和；或致筋脉拘挛，导致性交作痛。早婚多产，房事无度，阴血暗耗，或久病失养，肝肾亏损，精亏液涸，玉液不沥，阴中干涩，则交合阴痛。

肝气郁结型

性交疼痛，引及少腹，上连两乳，情志抑郁，或焦虑不宁，胸闷胁胀，善太息，性欲低下或恐惧性交，舌质淡黯，苔薄白，脉弦。

肝经郁热型

性交时阴痛灼热，心烦易怒，口干口苦，胸胁胀痛，经前乳房胀痛，舌质红，苔薄黄，脉弦数。

肝经湿热型

交接时阴部热痛，胸胁苦满，心烦口渴，两耳轰鸣，带下量多、色黄、稠黏、秽臭，或伴阴痒，大便不爽，舌质红，苔黄或黄腻，脉弦滑数。

肾阳虚型

阴冷小腹不温，交接作痛，或阴户狭窄，初潮晚，月事延后、量少色黯质薄，腰膝酸软，畏寒肢冷，性欲淡漠，或性高潮艰难，夜尿多，舌质淡，苔薄白，脉沉细，尺脉尤弱。

肝肾亏虚型

交合时阴道干涩，玉津沥少，阴中涩痛，头晕耳鸣，目涩，腰膝酸软，性欲低下，房事后腰痛如折，月经不调，带下甚少，或五心烦热，舌质红嫩或有裂纹，苔少，脉细数。

小偏方：莱菔粥

【原料】莱菔子20克，大米100克。

【用法】将莱菔子、大米一起加水600毫升煮粥服食，每日1次，连服2周。

【功效】适用于性交疼痛肝气郁结型。

小偏方：牛肾粥

【原料】牛肾1个（去筋），阳起石120克（布包），大米60克，葱少许。

【用法】阳起石加水1000毫升，煮30分钟后去石，加入大米、牛肾、葱煮作粥，空腹食用，每日1次。

【功效】适用于性交疼痛肾阳虚型。

小偏方：萆薢银花绿豆汤

【原料】萆薢30克，金银花30克，绿豆30克。

【用法】前二味布包，与绿豆共入锅内，加水煮汤至豆熟，去药包，饮汤食豆，每日1次。

【功效】适用于性交疼痛肝经湿热型。

治疗性交疼痛，除器质性疾患需进行治疗之外，其他一般应进行心理治疗。具体方法如下：

克服恐惧心理

放松法可采用渐进放松训练，通过对肌肉进行反复"收缩—放松"的循环训练，消除紧张，达到松弛的目的。

树立男女平等心理

女性的性交疼痛和困难，常因心理不平等造成。一些性心理学专家强调，成功的交媾必须打破缄默和隔膜的重围，抛弃传统的和令人压抑的羞怯感，提倡交媾中男女心理平等，即平等的性欲要求、平等的性欲表示方式、平等的主动权等。

合理进行性爱抚

许多妻子的性交困难与疼痛就是因丈夫第一次粗暴进入造成的。性爱抚可以造成女性的高度性兴奋，轻微的疼痛常觉察不到。性爱抚的快感并无衡定标准，与心理因素以及生活经历、教养等有关，因人而异。

进行阴道肌肉松弛技术练习

这一行为治疗方法对阴道痉挛所引起的性交疼痛尤为有效。阴道痉挛是阴道周围肌肉发生的不自主反射性痉挛，甚至包括股内收肌群。它有3种类型：原发性阴道痉挛、继发性阴道痉挛、境遇性阴道痉挛。

阴道肌肉松弛技术：让女方做腹部、大腿内侧和阴道口肌肉的连续收缩和放松活动，使其对肌肉的松紧有控制感。方法是女方将手指尖插入阴道口，体验阴道肌肉的收缩与松弛。

米醋白矾方治疗外阴白斑

外阴白斑，又名女阴白斑，指出现在妇女阴部皮肤的局限性或弥漫性白色斑块，可向两下肢内侧、会阴及肛门蔓延，但很少侵犯尿道口及前庭。症见阴部瘙痒，皮肤干燥，肥厚变白，失去弹性，甚至萎缩破溃，有疼痛及烧灼感。临床病理检查有非典型细胞增生者属中医学"阴痒""阴疼""阴痛"范畴。阴痒夹风，阴疮夹湿蕴热。该病多发生于生育期及老年期妇女，少女罕见。

外阴白斑，在西医中亦称外阴白色病变或慢性外阴营养不良，包括由于各种因素影响所致外阴部皮肤黏膜的不同程度变白或/及呈粗糙、萎缩的状态。本病根据组织病理变化的不同分为不同类型：增生型营养不良，包括无非典型增生和非典型增生（轻、中、重三度）；硬化苔藓型营养不良；混合型营养不良，即硬化苔藓型合并有局灶性上皮增生型改变，包括无非典型增生和非典型增生（轻、中、重三度）。非典型增生被认为是外阴癌前病变，重度非典型增生有时与原位癌不易区别。外阴奇痒是外阴白斑的主要症状，局部性灼感、刺痛和瘙痒所致的皮肤黏膜破损与感染有关，伴有滴虫性或白色念珠菌性阴道炎时分泌物增加，局部可有不同程度的皮肤黏膜色素减退、水肿、皲裂及散在的表浅溃疡。

外阴白斑需做组织病理学检查，如果组织病理不易鉴别，可局部注射类固醇激素，清除苔藓样变后再次活检。在组织病理学上，表现为不规则形，伴随不同程度的细胞改变，或极性消失。跟踪活检，可以发现表皮层有丝分裂活性增加（非典型性增生的早期表现）。

外阴白斑与肝、肾、脾三脏器关系密切，其机理为：肝经绕阴器、主藏血；肾主生殖，开窍于二阴；脾主肌肉。临床表现可分为虚和实两种症状。所谓实者，是由于肝郁克脾土，肝热而脾湿，湿与热相互浸渍，冲任受损。所谓虚者，是指血虚失容化燥，以至于冲任虚损，阴部失去濡养或者温煦，引发此病。

肝经湿热型

大多都是因为素体抑郁或者是郁怒伤肝，肝气郁结，郁久化热，湿热之邪流注下焦，浸渍外阴而导致患病。证候特点阴部皮肤黏膜色素减退、红肿、粗糙、皲裂而痒，抓破处流黄水，有湿证改变，局部灼热痛。

肝肾阴虚型

外阴白斑患者久病或者是年老体弱，肝肾不足或者是性生活过度，肾精受损，精血两伤，不能够润肤而导致外阴干枯。证候特点阴部刺痒，夜间最为严重，病损处干燥薄脆，严重的患者大阴唇扁平，阴道口缩小。

血虚化燥型

脾虚化源不足，或者是由于外阴白斑患者久病耗伤气血，或者是因为其他原因导致机体失血损气，冲任血虚，造成外阴皮肤干燥而导致患病。

小偏方：米醋白矾方

【原料】米醋500克，白矾10克。

【用法】将米醋、白矾同放锅内煮开，趁温洗患处，每日1次，一般洗5～10次。

【功效】消除白斑。

外阴白斑是严重威胁女性健康的疾病，这种疾病不仅会影响患者的健康，还会给患者的心理带来巨大的压力。所以一定要重视疾病的预防，日常生活中就应该重视自己的卫生习惯，才能够免受疾病的困扰。

有些女性过于清洁，每天有清洗外阴一或几次的习惯。实际上女性外阴有自洁作用，一般一周清洗2～3次即可，清洗时不要用任何洗涤剂（因其一般均为碱性），只用温水清洗即可，切忌水温过烫。这是外阴白斑的预防措施之一。

不依赖纸尿裤，是常见的预防幼女外阴白斑的方法，最好在外出时、夜晚睡觉时使用，其他时间用传统棉尿布，这样可及时发现宝宝大便，及时清洗干净，避免外阴长时间受污染、刺激。同时，日常生活中应穿宽松、透气性好的内衣裤，以纯棉制品为主，避免穿腈纶等化纤制品的内裤。

内外兼用治疗外阴湿疹

外阴湿疹是一种由多种病因引起的变态反应性皮肤病，其特征为多形性病损、炎性渗出伴剧烈瘙痒。过敏是发病的重要原因。外阴湿疹可累及外阴及周围皮肤，症状为剧烈瘙痒。

外阴湿疹是由变态反应、神经功能障碍、先天性过敏体质等所致的非感染性炎性皮肤病，临床较为多见，尤其是有过敏性疾病者。本病是一种变态反应，过敏源可来自外界或机体内部。湿疹患者多具有过敏性体质，有人发现过敏体质与遗传性免疫球蛋白G缺乏有一定关系。当机体处于过度疲劳、精神紧张等情况下，内分泌系统发生一系列的相应变化，通过神经反射或内分泌影响使皮肤对各种刺激因子易感性增高，而诱发湿疹。

湿疹有急慢性之分。急性期：外阴瘙痒不堪，局部皮肤猩红，水疱集簇成片，黄水淋漓，常伴糜烂、结痂、化脓等继发性改变。慢性期：外阴湿疹日久不愈，转为慢性；外阴瘙痒时有时无，时缓时剧，皮色黯红，增厚，粗糙或滋水淋漓。

湿疹病因复杂，表现多样，一般中医认为湿疹多为湿热内蕴而发，即体内蕴湿为本，郁久化热为标，蕴湿化热，热重于湿。多年来大家都认为本病与细菌及真菌感染有关，也有人认为有过敏因素等。女性外阴部常因月经、白带等因素，易致潮湿，如个人不够卫生，很易招致细菌及真菌感染。个人不良生活习惯如贴身穿化纤内裤，长期使用卫生护垫、化学洗涤剂，肥皂的使用，不洁性交等，都可能造成对局部皮肤的强烈刺激作用，引起局部皮肤的变态反应而发生湿疹样改变。外阴由于其部位的特殊性，如皱褶潮湿、不易保洁、局部温度高，导致湿疹往往合并细菌或真菌存在，湿疹病变部位金葡菌显著增高。

外阴湿疹属于中医"阴湿疮"的范畴，发病的主要因素是"湿"。湿可以由外界感染所致，也可因脾虚不运而内生。由于阴部是肝的经脉循行部位，所以情志不遂，肝郁化热，既能与湿邪相合形成湿热流注外阴，又会因情绪波动而使病情加重或反复。病程延久，反复发作，则会导致肝肾阴虚，精血亏损，而使外阴皮肤失养，以致缠绵难愈。因此，中医对于本病的治疗原则总以祛湿为主，热盛的用清热利湿法，湿盛的用健脾化湿法，阴虚的用养阴除湿法。

肝经湿热型

忽视卫生，或情志不遂，或外感湿邪，郁久化热，湿热流注外阴，郁于肌肤而发湿疹。症状是外阴瘙痒难忍，皮肤发红，水疱，烦躁不安，胁满口苦，溲赤便秘。舌红，苔黄腻，脉弦滑。

脾虚生湿型

脾主湿，脾虚失运，湿浊内生，浸淫外阴而为湿疹。症状是外阴湿疹日久不愈，局部皮色黯红，增厚粗糙，潮湿，瘙痒疼痛并作，伴纳少脘胀，便溏乏力，口淡无味。舌胖，舌边见齿痕，苔白腻，脉濡滑。

小偏方：茅根薏苡仁粥

【原料】鲜茅根30克，生薏苡仁300克。

【用法】先煮鲜茅根20分钟后去渣留汁，加生薏苡仁煮成粥。

【功效】清热凉血，除湿利尿。主治湿疹湿热蕴结型皮损潮红、丘疹水疱广泛、尿赤者。

小偏方：绿豆百合薏苡仁汤

【原料】绿豆、百合各30克，薏苡仁、芡实、淮山药各15克，冰糖适量。

【用法】将绿豆、百合、薏苡仁、芡实、淮山药一起下锅，加水适量，烂熟后，加冰糖即成。每日分2次服完，连服数日。

【功效】清热解毒，健脾除湿。主治脾虚湿盛型湿疹，皮损不红、渗出较多、瘙痒不剧、口炎、舌苔腻者。

陈艾叶30克，陈稻草30克，威灵仙18克，将上三味切碎拌匀，撒在火桶中的火钵内，燃烧使其冒烟。患者脱去衬裤坐在火桶上，外以长毛巾围住，勿使烟散出，熏下身。每日早晚各一次，连熏1~3日可愈。主治：外阴湿疹。

外阴作为女性的一个特殊部位，皮肤比较薄，较多皱褶，加之分泌物较多，这种情况之下，外阴皮肤的温度湿度相对比较高，非常容易滋生细菌，不注意自己的外阴清洁工作非常容易患上外阴湿疹。

如果有类似症状一定要及时就诊，以明确自己的病情，在医生的指导下采用相应的药物来进行治疗，不要使用一些激素类比较强的药物，否则会有非常大的副作用。要做到内服药物与外用药物相结合的方法来进行治疗，内服药物主要是根据病情来选用，一般会采用甲硝唑或伊曲康唑，外用药物主要是一些洗剂或者止痒药膏，直接涂抹在患处，会起到消炎、止痒的作用。

外阴湿疹的患者要注意改善外阴局部的环境，要做到干燥透气，特别是在月经期的时候，一定要注意保持外阴清洁干燥，使用消毒卫生巾。患上外阴湿疹之后，切忌用手挠抓，也不要用湿毛巾胡乱擦洗，使用其他物品乱擦的情况下，会导致病情更加严重。同时，做到心情放松，情绪稳定，保证自己的睡眠质量。要忌食辛辣刺激的食物，比如说辣椒、大蒜、芥末等等，禁饮任何酒类饮品。

三外敷法治疗阴疮

阴疮，中医病名。是指妇人外阴部结块红肿，或溃烂成疮，黄水淋漓，局部肿痛，甚则溃疡如虫蚀者，称“阴疮”，又称“阴蚀”“阴蚀疮”。阴疮多见于西医的外阴溃疡、前庭大腺脓肿。本病及时治疗，预后良好。但也有少数患者转为恶性，预后差。

西医学认为阴疮的发生与下列疾病的发病有密切关系。

非特异性外阴炎阴道分泌物增多，经血或产后恶露刺激，均可引起不同程度的外阴炎。重者可出现小阴唇糜烂或形成溃疡。本病常为混合性细菌感染，如葡萄球菌、大肠杆菌、链球菌。

前庭大腺炎（脓肿）和前庭大腺囊肿。前庭大腺位于两侧大阴唇下段内侧，腺管开口于小阴唇内侧靠近处女膜处，因解剖部位的特点，在性交、分娩、行经或其他情况污染外阴时，病原体容易侵入而引起炎症。病原体主要为葡萄球菌、大肠杆菌、链球菌、肠球菌、沙眼衣原体等，淋球菌也是引起前庭大腺炎的主要致病菌之一，国外现有研究发现，淋球菌感染占50%，此类患者HIV抗体阳性率较高。

急性炎症发作时，病原体首先侵犯腺管，腺管呈急性化脓性炎症，腺管开口往往因肿胀或渗出物凝聚而阻塞，脓液不能外流积存而成脓肿。在急性炎症消退后腺管堵塞，分泌物不能排出，脓液逐渐吸收沉淀后可形成囊肿。有时腺腔内黏液浓稠，或先天性腺管狭窄排液不畅，或分娩时阴道及会阴外侧裂伤，或会阴侧切时损伤前庭大腺导管，均可使前庭大腺分泌引流受阻，导致囊肿形成。若囊肿继发感染，则可形成脓肿反复发作。

中医则认为，阴疮多因感染邪毒，或湿热外袭，邪热与气血相搏，结于阴部，血败肉腐而成；亦有因体质虚弱，阳气不足，邪毒或痰湿凝结，或热毒阴疮日久，气血大虚，阳证转阴而成寒凝者。

热毒阴疮者，由于天暑地热，人血沸溢，热之所过，血液为之凝滞，进一步则血败肉腐，成疮为痛。表现为阴户一侧或双侧忽然肿胀疼痛，行动艰难，继则肿处高起，形如蚕茧，不易消退，约3～5天便欲成脓，并易向大阴唇内侧黏膜处溃破，溃后脓多臭秽而稠，一般约经5～7天即可收口而愈。亦有经常反复出脓而形成窦道者。会出现恶寒发热，口干纳少，大便秘结，小便涩滞，舌苔黄腻，脉沉而滑数。

寒凝阴疮者，皆因寒主收引凝滞，气血不畅，寒凝血瘀，气机不利，痰浊内停，痰瘀交阻为患。或脾胃虚弱，气为血帅，气行则血行。气虚，无力推动血运，则血滞而不行。正气不足，外邪易凑，病从寒化，凝结不散，致成阴证之阴疮。表现为阴部肿块坚硬皮色不变，不甚肿痛，经久不消，或日久溃烂，搔痒出血，脓水淋漓，疮久不敛。伴有神疲体倦，纳谷不香，心悸烦躁，舌质淡嫩，苔薄黄腻，脉细软无力。

在治疗上，本着实则泄之、肿者消之、虚则补之、下陷者托之的原则，湿热毒邪蕴结者，治以清热解毒除湿，消肿排脓；寒瘀痰湿凝滞者，治当散寒祛瘀，除湿化痰散结；素体正气不足，或病久邪恋正亏，应扶正祛邪并用，佐以消散。同时应注意中西医结合，内外合治，脓成决以刀针，肿块久治不消当予手术切除。

治疗阴疮可以选用以下外治法：

材料：杏仁30克、桃仁30克。用法：杏仁和桃仁一起烧黑研膏，外敷。主治：阴疮烂痛。

材料：黑芝麻20克。用法：黑芝麻捣烂如泥，外贴敷疮处。主治：阴疮。

材料：生石膏50克，冰片5克，黄连30克，连翘30克，栀子30克。用法：先将黄连、连翘、栀子煮水，滤出药渣后药水晾凉。生石膏、冰片研末，加入药水中，阴凉处保存，使用前摇晃均匀，用棉签蘸着涂抹外阴。主治：外阴溃疡。

得了阴疮，除了要及时治疗外，饮食方面也是很重要的，良好的饮食可以对疾病的治疗起到很好的帮助。西瓜、柚子、柑、橘、橙子等都是对该疾病有好处的食物。早餐可以选择吃一些绿豆粥、花卷，而午餐则可以吃丝瓜鸡蛋汤、米饭，晚餐可以吃一些面条。日常生活中还可以用金银花、蒲公英泡水喝。

注意个人卫生，勤换内裤，保持患处干爽、通气、清凉，外阴部不要清洁过度，可以用温水清洗。切记在治疗期间要避免性生活，不要引起其他细菌感染。不穿紧身裤，经期、产后（包括流产、引产、正产）保持内裤、经血垫纸清洁，禁房事、盆浴和游泳。外出旅游和出差，宜自带卫生洁具，避免交叉感染。避免长途跋涉、骑车或久坐不起。素体正气亏虚者，尤应注意调摄，劳逸结合，以防正虚邪入。

两汤治疗阴挺

　　妇女子宫下脱，甚则脱出阴户，或者阴道壁膨出，称为阴挺，又称阴脱、阴菌、阴痔、产肠不收、葫芦颓等。其多由分娩损伤所致，常见于经产妇。现代医学称之为"子宫脱垂""阴道壁膨出"。

　　西医认为，子宫主要依靠盆底组织及各种韧带，特别是主韧带的维持，使子宫在盆腔内处于正常位置。若盆底组织损伤，韧带松弛，则子宫失去支持而沿阴道方向下降，导致子宫脱垂。影响盆底组织及韧带损伤的原因有妊娠、分娩、腹压增加、肌张力减低、会阴裂伤等。

　　现在临床上多采用西医关于子宫脱垂的分度标准。病人采取膀胱截石位，医生进行观察，并嘱病人在用腹压下进行双会诊检查，把子宫脱垂分三度。

　　Ⅰ度：子宫颈及部分宫体脱出阴道口。

　　Ⅱ度：子宫颈下垂到坐骨棘以下，但不越阴道口。

　　Ⅲ度：整个宫体脱出阴道口。

1963年全国妇产科学术会议又将Ⅱ度分为轻重两型：

轻Ⅱ度：子宫颈及部分阴道前壁脱出阴道口。

重Ⅱ度：子宫颈和部分宫体及阴道前壁大部或全部脱出阴道口。

中医观点里，子宫借胞脉、胞络的维系而居骨盆腔的中央。胞络主要是指悬系子宫的韧带，也包括骨盆组织在内。子宫主要依靠阔韧带、子宫骶骨韧带、圆韧带和盆底肌肉、筋膜的支托而保持其前倾的生理位置。若胞络伤损，无力维系则令阴挺下脱。伤损之因，主要为分娩所伤，素体不足，劳力过度，年老体虚等。

本病以脾虚肾亏为主，脾虚中气不足，升提无权，带脉失约；肾气虚弱，冲任不固，系胞无力导致子宫升提摄纳失司，此为虚证。脾肾亏损，湿浊内蕴，流注下焦，或体虚湿毒内侵；冲任带脉失束，此为本虚标实证。明代张景岳《景岳全书·妇人规》中云："此或因胞络伤损，或因分娩过劳，或因郁热下坠，或因气虚下脱，大都此证。"应该以升补元气、固涩真阴为治疗原则。

气虚型

主要指中气之虚。脾主中气，其气主升。若分娩临盆过早，产程过长，坐产努力，劳倦过度，或分娩处理不当，胞络损伤，加之产后过劳操持；或长期蹲、站位工作；或素体虚弱、营养不良、消瘦无力，或因慢性咳嗽、便秘等病患影响致脾虚气弱，中气下陷，无力升举，任带失约，胞络弛缓无力，不能提托子宫。或中虚生化乏源，气血不足，不能濡养肌肉筋脉，以致胞络松弛无力维系胞宫，亦令下脱。临证可见子宫下移或脱出阴道口或阴道壁外脱，劳则加剧，伴有四肢乏力，少气懒言，面色少华，小便频数，带下量多，质稀色白，舌淡苔薄，脉虚细。

肾虚型

"胞络者，系于肾。"肾藏精，主生殖，而子宫的行经、胎孕的全部功能就是生殖，生殖功能又属肾，先天不足，发育异常，早婚房劳多产，肾气亏耗，精血不足，无力作强，胞络弛缓；或年老体虚，肾元虚惫，天癸竭，精血虚少，胞宫、胞脉失于濡养；或肾阳亏虚，命门火衰，胞络、子脏失于温煦，"子脏虚冷"，气下冲则阴挺出。临证可见子宫或阴道壁下脱，腰酸腿软，小腹下坠，小便频数，夜间尤甚，头晕耳鸣，舌淡红，脉沉弱。

湿热型

子宫脱出之后，若调护不慎，易受湿热病虫侵淫，或脾虚湿注，兼夹肝火，合而湿热蕴生，可致子宫表面溃烂，红肿疼痛，是本病病理过程的并发症，因肝主筋，前阴为宗筋所聚，肝脉绕阴器，故前阴责之于"郁热下坠"。可出现红肿溃烂、黄水淋漓、带下量多、色黄如脓、有秽臭气、肛门肿痛、发热口渴、小便黄赤、灼热而痛等症状。

小偏方：黄芪甲鱼汤

【材料】黄芪30克，枳壳15克，杜仲10克，甲鱼1000克，葱、姜、盐、料酒、味精各适量。

【用法】将甲鱼去甲壳肠杂，洗净，切块，诸药以布包，加清水适量同炖至甲鱼熟后，去药包、葱、姜、盐、料酒、味精调味服食，2日1剂。

【功效】可滋补肾阴，益气固脱，适用于肾气不固型阴挺。

小偏方：二麻猪肠汤

【材料】升麻10克，黑芝麻100克，猪大肠300克，盐、味精各适量。

【用法】将大肠洗净，升麻以布包，与黑芝麻同放入猪大肠中，置锅中，加清水适量同炖至大肠熟后，去升麻，盐、味精调味，饮汤食肠，隔日1剂，连续3周。

【功效】可益气升提，适用于气虚下陷所致的阴挺。

子宫托：子宫托治疗在于利用肛提肌的耻骨尾肌束将子宫托盘支撑于阴道穹窿部，阻止子宫颈下降，维持子宫颈在坐骨棘水平，托柄平阴道口，若阴道过于松弛者，用月经带支持托柄。适用于第一及第二度子宫脱垂者。

产妇阴挺者要坚持新法接生，到医院分娩，会阴裂伤者及时修补，注意产褥期卫生保健，产后注意休息，调养身体，使全身各系统及生殖器官尽快恢复。阴挺者应该避免重体力劳动，减少负重活动，同时保持大便通畅。保持外阴清洁，衣裤宜柔软，活动亦须小心，避免或减少擦伤。另外，饮食上要忌生冷、辛辣，以免发生腹泻与便秘。症重者治疗期间应卧床休息。

芡实薏米粥治疗异味黄带

白带，是阴道内排出的分泌物，正常为白色、透明、如鸡蛋清一样的稀薄液体，无特殊气味或略带腥味。民间俗语说"十女九带"，即大部分女性会有白带异常的情况。白带色黄、有异味有三种情况：

白带呈乳白或淡黄色，脓性，量较多，有臭味，多伴有腹痛，一般由盆腔炎、慢性子宫颈炎或子宫颈内膜炎等引起。白带发黄或黄绿色，稀薄有泡沫状，或如米泔水样，色灰白，白带有臭味，大多是阴道滴虫所致。多数质地黏稠，有时质地稀薄，典型的白带呈凝乳块样（豆腐渣样）或稍有黄色片块状，略带臭味，紧黏附于阴道黏膜，多数是因为真菌感染所造成。

黄带，指阴道内流出淡黄色、质稠黏的分泌物，甚则色深如茶汁，或有臭秽气味。本病的主要病因是湿邪为患，湿邪伤及任带二脉，使任脉不固，带脉失约而发生带下异常。其病邪除湿邪外，还与寒、热、毒、瘀有关。黄带为实证，主要分为两种：一是肝经湿热之黄带，二是外感湿毒之黄带。

肝经湿热型

此类型患者表现为白带色黄或有秽臭，或白带呈泡沫状，伴有外阴瘙痒，舌苔黄腻，脉滑或滑数。盆腔炎护理：杜绝各种感染途径，保持会阴部清洁、干燥，每晚用清水清洗外阴，做到专人专盆，切不可用手掏洗阴道内，也不可用热水、肥皂等洗外阴。盆腔炎时白带量多，质黏稠，所以要勤换内裤，不穿紧身、化纤内裤。

外感湿毒型

此类患者表现为白带色黄，阴痒，纳少口苦，心烦易怒，苔黄腻或薄黄腻，舌红。伴细菌性阴道炎。治疗宜清热利湿止带。阴道炎的护理方法：注意保持会阴部的清洁卫生，勤换洗内裤。内裤要经常置于日光下暴晒，紫外线消毒杀菌，防止病菌的蔓延和疾病的复发。

平时有白带色黄、有异味的女性，在排除宫颈炎、子宫内膜炎及黏膜下子宫肌瘤、子宫颈癌、输卵管癌等器质性病变因素后，可以通过食用芡实薏米粥来调养。

小偏方：芡实薏米粥

【原料】土茯苓30克，薏米100克，大米100克，芡实30克。

【用法】将土茯苓切片或研末，放入砂罐中，加清水煎取汁，再加入大米、薏米，芡实煮粥。

【功效】清热解毒，祛湿止带。这款食疗方能清热利湿、治带下，对白带异常患者有非常好的调养作用。

土槿皮外洗方治疗黏稠绿带

　　健康女性阴道排出的白带性黏而不稠，其量适中，色白或无色透明，无特殊臭味，津津常润。白带黏稠带绿色则是一种病态。

　　中医把白带黏稠带绿称之为"青带下"。青带下指带下色青，甚则绿如绿豆汁，稠黏不断，其气腥臭。青带下与肝有着密切联系，与脾、肾也相关。要去肝之火，利膀胱之水，才能使青带下之病去除。中医认为，青带下主要证型为肝经湿热证。

肝经湿热型

　　患者主要由于肝经湿热下注，损伤任带，表现为带下量多，色黄如脓，稠黏臭秽；湿热浸渍，则阴部瘙痒，甚则灼痛；湿热熏蒸，则头晕目眩，口苦咽干；热扰心神，则心烦不宁；湿热伤津，则便秘溲赤。舌红，苔黄腻，为肝经湿热之征。应当疏肝解郁，清泄湿热。

平时有白带黏稠带绿色的患者，在积极药物治疗的同时，可用外洗进行调理。

土槿皮外洗方。原料：土槿皮30克，败酱草30克，紫花地丁15克，黄柏15克，苦参15克，金银花15克，野菊花15克，连翘15克，车前草10克。用法：以上诸药加入清水煮沸，倒入盆中备用。用法：趁热熏洗外阴，每晚熏洗一次，每剂连用3日。此方对于肝经湿热导致的白带黏稠带绿色有奇效。

治疗滴虫性阴道炎注意事项

起居调理：注意个人卫生、保持外阴清洁干燥；勤洗换内裤，不与他人共用浴巾、浴盆，要穿纯棉的内裤，患病期间用过的浴巾、内裤等均应煮沸消毒。治疗阴道炎期间禁止过性生活，月经期间避免坐浴。

饮食调理：饮食宜清淡，忌辛辣刺激的食物。

精神调理：阴道炎患者应稳定情绪，加强锻炼，增强体质，提高自身免疫功能。

马鞭草外洗方治疗血性白带

　　白带带血在医学上称为"血性白带"，症状为阴道出血，量少色红，或赤白相间，并且发生在月经期以外的时间。

　　生理性血性白带，一般是月经后期，人流或自然流产后出现，如果量和持续时间短时，可自行缓解；当血性白带持续时间长、有加重趋势时，必当就医。

病理性血性白带，一般有下列疾病的可能

　　白带带血，月经量增多，经期延长但周期正常，多可能是子宫肌瘤、子宫肌腺病，此外，上避孕环者也有可能经量增多。

　　月经周期不规则的白带带血，应先排除子宫内膜癌。

　　长期持续白带带血，多为生殖器官恶性肿瘤，如子宫颈癌、子宫内膜癌等。

停经后白带带血，育龄妇女多考虑与妊娠有关的疾病，如流产、宫外孕、葡萄胎等；绝经后妇女则多有恶性肿瘤的可能。

性交后白带带血，多为宫颈糜烂、宫颈息肉、宫颈癌或黏膜下肌瘤。

阴道出血伴白带带血，多考虑为晚期宫颈癌、子宫内膜癌伴感染。

经前经后白带带血，一般为卵巢功能异常，亦可能是子宫内膜异位症。

排卵期出血，白带带血，出血量不多，有些人仅有少量的咖啡色分泌物，一般持续半天或2~3天，最多不会超过7天，可伴有轻微的排卵痛和腰酸。

有些女性在无保护措施的性生活后，因为服用紧急避孕药出现白带带血。

一般人流或自然流产后3~7天阴道流血会停止，极个别人由于体质虚弱、劳累等原因会延长，但这需要由医生来判断。

中医把在非行经期，阴道内流出赤色或赤白相间的黏液称为"赤带"或"赤白带"，以育龄期妇女多见，也可见于青春期妇女。如更年期妇女见此情况要警惕肿瘤引起的可能。中医认为，赤带或赤白带与肝、肾功能关系密切，可分为两种证型：一是肝火证，由于抑郁多怒伤肝，肝郁化火，心肝之火下注任带二脉，带脉失约而致；二是肾虚证，由于年老体衰，肾阴亏虚，阴虚生内热，热注带脉，带脉失因而致。

肝火型

这类患者主要症状为带下色赤或赤白相间，或有腥臭气味，阴道灼热，瘙痒，心烦易怒，口苦干，尿赤，排便艰难。苔薄黄，舌质红，脉弦。肝火证治法以清肝泻火止带为主，平时还应注意调理情志，放宽心，少发脾气。

肾虚型

这类患者表现为带下色红清稀，阴道热灼刺痛，口干咽燥，头晕耳鸣，腰酸膝软，潮热盗汗，舌红少津，脉细数。肾虚治法以滋阴降火止带为主，平时还可注意休息，增加锻炼，增强体质。

平时有赤带或赤白带的患者，在排除器质性病变、宫内节育器、术后等因素后，在放松精神的同时，可以用外洗方进行调理。

马鞭草外洗方。原料：马鞭草30克，茜草15克，石榴皮30克，白茅根15克。用法：以上诸药加水煎煮，去渣备用。用法：温水坐浴。浸泡清洗阴道10分钟，每日1次。7天为1疗程。

白带带血有以下禁忌

忌辛辣煎炸及热性食物、烟、酒，并要避免不良性行为的发生。

两粥治疗白带量多

白带色白量多是妇科临床最常见的一种症状，指阴道分泌物的增加。许多人因白带过多而就诊，但对白带的敏感性因人而异，差别很大。

正常的生理性白带过多

白带增多不一定等于患病，怎样区分白带增多是生理性的还是病理性的呢？正常的生理性白带增多，可以表现为下列几种情况：

孕期性白带增多。女性妊娠后，卵巢的黄体分泌大量雌激素和孕激素，以维持孕卵的着床和发育。许多孕妇感到阴部总是湿漉漉的，很难受，这是妊娠期的正常表现。因不是感染，无须治疗。

压力性白带过多。一些女性在激烈的竞争环境中，为了不被淘汰，为了高薪，往往对自己提出了过高要求和奋斗目标，忙工作、忙交际、忙"充电"，精神压力过大，长此以往会引起神经功能紊乱，影响人体内分泌调节，进而出现白带增多现象。

周期性白带过多。呈周期性的变化，但在初期因为少女卵巢的功能不全，月经周期不稳定，白带较少。到少女发育成熟后，在排卵期白带极度稀薄而透明，排卵后2～3天，白带又逐渐变黏稠和浑浊，量也渐渐减少，这都是正常现象。

性生活频繁性白带过多。妇女婚后过性生活时会因性兴奋而导致盆腔充血，继而阴道分泌物大量增加，白带明显增多，刺激时间越长，刺激越强烈，分泌物越多。这些都是正常的生理现象和生理反应。另外，社交场合的女性由于性意念的原因，也会使白带增多。

其他正常情况。行经前后由于盆腔充血使阴道及子宫分泌增加；性交时射入阴道的精液多数流出体外，也不能被误认为白带增多。

病理性白带过多

性病造成白带过多。生殖器疱疹造成白带过多，会阴部有一个或多个小而瘙痒的红丘疹，后产生疱疹，3～5日后破裂形成溃疡、结痂并有疼痛，局部淋巴结肿大、压痛，伴发热、全身不适、头痛。淋病造成白带过多，黄色脓性，外阴部烧灼感，尿痛，尿频，排尿困难，发热，寒战，头痛，食欲缺乏，恶心呕吐，可有经期延长、月经过多。尖锐湿疣造成白带过多，会阴部散在微小的乳头状疣，逐渐增大、增多，互相融合成鸡冠状或菜花状固块，质较软，表面湿润，粉红或黯红色，顶端可有角化或感染溃烂。

放环后出现白带过多。放环后白带过多有两种类型，一类是白带淡黄或淡红，有的还带血丝，量中等，伴经期延长。这类情况多数是因为放环时间较长，有的达10年左右。另一类是脓性白带，量多，月经中期也有些血丝，伴小腹隐痛、腰酸，甚至有低热。这类情况多数发生在放环后不久，也有的在放"V"形环后数年内出现，在用抗生素后会缓解甚至消失，但经常复发。

对于白带带下色白、终日连绵不绝的症状。傅青主认为，"白带乃湿盛而火衰，肝郁而气弱，脾土受伤"所致，脾与胃互为表里，脾病必及于胃，故"治法宜大补脾胃之气，稍佐以疏肝之品"。中医认为带下过多与肝、脾、肾密切相关，因此，白带过多主要为虚证。

脾虚型

是指脾虚所致的带下过多。由于脾失健运，湿聚下注，伤及任带二脉所致。症见带下量多，色白或淡黄，如涕如唾，连绵不断，兼见面色淡黄、神疲纳差、腰酸腹坠等。治宜健脾益气，升阳除湿。

肾虚型

是指肾虚所致的带下过多。多因先天不足，早婚多产，损伤肾气，以致肾阳不足，命门火衰，火不生土，脾失健运，寒湿下注伤及任带二脉。症见带下量多，淋漓不断，清稀如水，面色晦暗，腰痛如折，少腹觉凉，得热则舒，便溏，尿液清长。治宜温肾补阳。

临床最常见的证型是脾虚型和肾虚型。针对脾虚型可选用扁豆山药粥，肾虚可服用莲子乌鸡粥。

小偏方：扁豆山药粥

【原料】白扁豆60克，鲜山药60克，荞麦50克，大米100克。

【用法】以上诸料加入砂锅中，加入清水适量，煮烂即可。每日1剂，早晚分2次服用。

【功效】健脾益气，除湿止带。

小偏方：莲子乌鸡粥

【原料】莲子（去心）60克，鲜山药60克，枸杞子30克，乌鸡1只，盐适量。

【用法】将乌鸡宰杀后，去毛及内脏，洗净，将莲子加入鸡腹中，外用线固定，加水适量，文火煮烂，将鸡捞出和鲜山药、枸杞子煮粥，加盐调味。服法：喝粥吃鸡。

【功效】益肾填精，收涩止带。

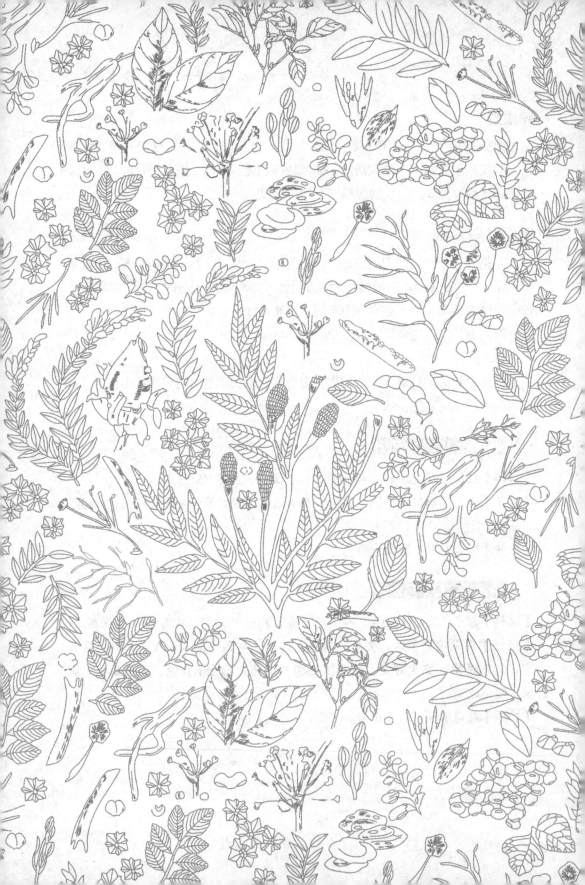

第八章

美容瘦身小偏方，
汉方美颜让你美丽身体棒

自我检测面色异常

　　人在正常生理状态下的面色，通常表现为红黄隐隐、明润含蓄。此面色表示精气充沛、气血旺盛、阴阳调和，即为常色。面色异常即是人在病理状态下，面部呈现不正常的颜色和光泽，中医学上称之为病色。根据病色表现出青赤黄白黑的不同，可以获知五脏六腑之盛衰，诊断疾病的轻重和进退，这种方法，中医学上称为望面色。

　　面色发青，多由缺氧导致皮下瘀血，常见于先天性心脏病、心力衰竭、支气管哮喘、慢性阻塞性肺疾病、肺癌等，以及中毒性休克、剧烈的疼痛和小儿惊风等。

　　面色发红，多因血液循环障碍致面部毛细血管扩张而引起，多发生于高热性疾病，如伤寒、疟疾、肺结核、重症肺炎、急性胃肠炎，以及高血压、充血性心力衰竭等。

　　面色发黄，多由肝细胞坏死，或是胆道阻塞，胆红素在血浆内增多而致皮肤及黏膜变黄，多见于急慢性黄疸型肝炎、胆囊炎、胆石症、胰头癌，以及消化吸收不良、肠道寄生虫病等。

面色发白，是因面部毛细血管痉挛，局部充血不足而引起，多见于营养不良、急性大出血、剧烈精神刺激、甲状腺功能减退、慢性肾炎、铅中毒、慢性消耗性疾病、休克等。

面色发黑，是由于色素异常沉着而致，多见于肾上腺素功能减退症、慢性肾功能不全、慢性心肺功能不全、肝硬化、肝癌、糖尿病、慢性砷中毒及黑色棘皮症等。

中医认为，青色主寒证、痛证、瘀血证、惊风证、肝病。赤色主热证，火热旺盛，血色上荣，故面色赤红。实热证见满面通红，虚热证见两颧潮红。黄色主湿证、虚证，是脾虚湿盛的表现。脾虚失于健运，则水谷精微不得化生气血，水湿不化蕴结肌肤，而见黄色。白色主虚寒证、血虚证，为气血虚弱不能荣养机体的表现。阳气不足，无力推动气血运行，面色淡白而消瘦，多属营血亏损。黑色主肾虚证、水饮证、寒证、痛证及瘀血证。面黑而焦干，多为肾精久耗，虚火灼阴；眼眶周围色黑，多为肾虚水泛；伴有水肿、腰痛明显者，多为寒凝瘀阻；伴有肌肤甲错者，多为瘀血所致。

人们可以利用相关的医学知识对身体进行自查，如果发现面色异常，可以初步判断是否生病，做到及时且准确地就诊。关于日常的预防和护理，应该进行适当的体育锻炼，增强体质；保持情绪舒畅，注意休息和睡眠；调整饮食结构，如气血亏虚，可食用黄芪、龙眼、大枣等益气补血之品，如脾虚湿盛，可服用薏苡仁、山药、红豆等补脾化湿之物。此外，可以学习简单的穴位按揉和艾灸熏蒸之法，特别适用于慢性久病患者，以及阴冷虚寒之证。

薏仁白芷粉治疗**面部粗糙**

每到夏季，很多人皮肤油腻发亮，却还是会有紧绷的不舒适感，特别是面部肌肤。这是因为夏天室外天气炎热，面部皮肤直接暴露在燥烈的空气中，汗出如油，大量出汗会带走肌肤的水分；当回到室内，干燥的空调风更加会导致皮肤水分的散失。所以，夏季反而感觉颜面肌肤干涩发紧。

中医学认为，人体是一个有机的整体，"有诸内者，必形诸外"。皮肤干涩多为燥邪致病，"燥胜则干"。因各种原因导致的体内津液不足，精血枯竭，或津液不能正常输布，使脏腑、组织、器官、毛窍失于濡养，表现于体表皮肤干涩粗糙。燥邪受季节、地域和个人体质等多重因素的影响，一般分为内燥和外燥。外燥是指感受外界燥邪而发病，多从口鼻而入，其病从肺卫开始，有温燥和凉燥之别，受气候影响，或是与肥皂等化学品的使用有关。内燥是津伤液耗所致，热盛津伤，或发汗、呕吐、泻下后伤亡津液，或失血过多，或久病精血内夺等原因引起，常表现为口咽干燥、皮肤干涩粗糙、毛发干枯不荣、大便干结等津伤血少之症，故又称为"津亏"或"血燥"，与饮食等因素密切相关。皮肤又干又涩，亦是内外因共同所致。因燥邪伤肺，而肺主皮毛，主一身之气，其宣发作用能将卫气输布体表，卫气具有"温分肉、充皮肤、肥腠理、司开合"的生理功能，且"卫气和则分肉解利，皮肤调柔，腠理致密矣"。夏日腠理毛孔张开以散热，吹空调会使冷气直入脏腑，另外，天气炎热后很多人嗜食寒凉之品，"形寒饮冷则伤肺"，这些不良的生活习惯都会加重肺脏的损伤。可见，肌肤干涩、毛孔粗大的病位脏腑主要在肺，"燥者濡之"，故临床治疗上多以"滋阴润燥"为主。

颜面皮肤又干又涩，膳食预防和护理优势显著。人体皮脂腺里分泌的油脂，主要成分是不饱和脂肪酸。食物中，不饱和脂肪酸在芝麻、核桃中含量较多，多吃这些食物，可以促进油脂的分泌。蛋白质是皮肤的组成部分，应该多吃鱼虾和豆制品，可以促进新陈代谢，起到修复皮肤的作用。维生素的摄入，能够保持皮肤弹性、抗氧化物侵蚀和防止皮肤细胞早衰。

含维生素A多的食物，如胡萝卜、西红柿、橘子、菠菜、芹菜等；含维生素B多的食物，如麦芽、蜂蜜、蘑菇、杂粮、豆类、香蕉等；含维生素C多的食物，如柑橘、葡萄、芹菜、西红柿等；含维生素E多的食物，如麦胚、谷物、植物油、豌豆、芹菜、花粉、豆类等。含铁多的食物，如动物肝脏、蛋黄、海带、紫菜等，可以供给充足的血液，使皮肤红润光泽。胶原蛋白能使细胞变得充盈丰满无皱纹，弹性蛋白可使皮肤滋润而富有弹性，可适当食用猪蹄、动物筋腱和猪皮等。

此外要多喝水，特别是在起床后饮用少量的温开水，以清除体内的残余毒素，不喝含咖啡因或有兴奋作用的饮料。室内可使用加湿器增加湿度，洗手时使用护手霜。洗澡不要过勤，且水温不宜过热，否则会将皮肤上的天然油分洗掉，避免使用碱性肥皂以致皮肤表层酸碱失衡，浴后要涂抹含有保湿成分的润肤乳。加强体育锻炼，如进行一些微出汗的适宜运动，比如快走和散步。每天按摩面部 1 ~ 2 次，每次 5 分钟左右，以促进血液循环，改善皮肤的生理功能。选用清爽不油腻、透气性好的化妆品，尽量避免使用含动物油和矿物油的产品，不宜使用撕拉型的去油或紧肤面膜，否则肌肤会在过度强硬的撕扯下变得更加脆弱和松弛。

可长期用薏仁白芷粉来润泽肌肤。原料：生薏苡仁粉、白芷粉、杏仁粉各6克，盐3克。用法：以上诸药加适量的水调成糊状，充分混匀，敷于面部10~20分钟。当面膜粉半干时，清水洗净即可。

苦瓜美白保湿面膜治疗皮肤干燥

　　皮肤干燥是指皮肤因缺乏水分而出现不适感的现象，发病特点为皮肤阵发性瘙痒，浴后和夜晚加重，无原发皮损，搔抓后常出现抓痕、色素沉着、苔藓样变等继发损害或引发感染，以双小腿、双上臂外侧及手背等处多见皮肤增厚变粗糙为主，严重者出现干燥裂纹、脱皮鳞屑。

　　秋冬季节发病率高。这是因为秋冬季节气候逐渐变凉，昼夜温差大，空气寒冷干燥，毛孔收缩和代谢慢，皮肤表面水分大量丢失，致使肌肤干燥，继而出现瘙痒、皲裂、脱皮和鳞屑等症。发病群体中以中老年人表现突出，女性患者居多。

　　虽然秋冬季节没有夏日自觉口渴缺水，但应养成定时补充水分的习惯，少量多饮，每日补水量不少于2000毫升。多食用一些甘凉滋润、生津通便之品，如丝瓜、黄瓜、芹菜、鲜藕、萝卜、银耳、黑芝麻、甘蔗、枸杞、百合、香蕉、秋梨、荸荠以及粥食和新鲜叶类蔬菜等。宜少吃辛辣香燥、刺激性强和方便脱水的精细食物，如酒茶、咖啡、可乐、鹿肉、狗肉、羊肉、辣椒、花椒、葱姜蒜等，少吸烟，以免影响机体对水分的吸收。

　　当然，还可以选择敷面膜方法来对付面部的皮肤干燥，如苦瓜美白保湿面膜。原料：苦瓜粉2茶匙，薏苡仁粉1茶匙，珍珠粉适量。用法：以上诸药放入面膜碗加适量牛奶或凉水充分搅拌成糊状，敷于面部10～15分钟，待面膜半干后清水洗净，每周2次。

　　对于此病的日常护理，要做好户外防风防寒，若处于干燥的室内，应注意居住环境的防燥保湿，室温最好保持在18℃～20℃，湿度不低于45%，有意识地使用加湿器，或在室内放几盆清水，做到每日用湿拖布擦地，起到加湿的效果。秋冬季节应适当减少沐浴次数和缩短洗浴时间，不宜使用凉性和碱性大的洗浴用品，而应选择偏弱酸性、滋润性较强的浴液，避免使用清洁力过强的碱性香皂，避免水温过高导致的皮肤表面毛细血管扩张而加快体表水分的蒸发。洗完澡后可涂抹一些保湿类护肤品。穿着宽松纯棉的贴身衣服，衣物要彻底清洗，不能残留洗涤液等化学成分。可见，对于季节性明显的皮肤干燥、出现鳞屑的现象，还是以预防和非药物治疗为主，也可外擦药膏，如维E乳膏、尿素膏、凡士林、橄榄油等。

　　在干燥的秋冬季节，特别适宜食用胡萝卜。因为它含有丰富的β-胡萝卜素，在小肠内可转化成维生素A，而维生素A对皮肤的表皮层有保护作用，可使人的皮肤柔润光泽、有弹性。不过，要想胡萝卜发挥其润泽肌肤的作用，唯有通过切碎、煮熟等方式，使其细胞壁破碎，β-胡萝卜素才能释放出来，为人体所吸收利用。此外，β-胡萝卜素属于脂溶性物质，只有当它溶解在油脂中时，才能转变成维生素A，从而被人体吸收，所以胡萝卜需要用油炒，或和其他含油脂类食物同用，才可达到滋润的功效。然而，烹调过程中，因醋会破坏β-胡萝卜素，大大降低胡萝卜的营养价值，所以要避免与醋同用。具体方法是先将适量胡萝卜洗净切碎，用素油煸炒，使其营养成分释放，再加入大米和水煮粥。大米甘平，具有养阴生津、除烦止渴、健脾补中、益胃生津的功效。胡萝卜粥特别适用于皮肤干燥甚则皲裂脱屑者。

两茶治疗痘痘黑头

青春痘相当于西医学所说的寻常性痤疮，是一种慢性炎症性皮肤病，好发于颜面、上胸及背部等皮脂腺丰富的部位，多呈针头及米粒样大小的皮疹，一般无自觉症状或稍有瘙痒，若炎症明显时，可引起疼痛或触痛。很多人习惯用手挤压青春痘，这样做会严重损伤皮肤结缔组织，造成不可逆的损伤，如凹陷性疤痕或色素沉着。因为指甲内易藏细菌，容易引起皮肤发炎，不但挤不出青春痘来，还会让毛孔越变越大，更易感染。

青春痘属于祖国传统医学中"粉刺""肺风粉刺""酒刺"的范畴。中医认为引起粉刺的病因责之肺脾胃。脾胃失司，气血生化无源，饮食不节，嗜食肥甘厚味、辛辣之品，气滞血瘀湿阻，循经上至头面而发本病。或因过食肥甘、油腻、辛辣食物，脾胃蕴热，熏蒸于面而成；而好发于鼻周的黑头处，正归属于足阳明胃经。

肺经风热型

此类患者多因肺经感染风热之邪而起，表现为红色丘疹，或有痒痛，舌红苔黄。治疗上宜清肺散风。

湿热蕴结型

此类患者多因饮食不节，过食辛辣肥甘而诱发，表现为皮损红肿疼痛，或有脓疱，伴口臭，便秘，尿黄，舌红，苔黄腻。治疗上宜清热化湿。

痰湿凝滞型

此类患者多因脾失健运，化湿生痰，凝结肌肤而致，表现为皮损结成囊肿，或伴有纳呆，便溏，舌淡胖，苔薄白。治疗上宜化痰健脾渗湿。

冲任失调型

此类患者多见于女性，与月经周期有明显的关系，经前皮疹明显增多加重，经后皮疹减少减轻，或伴有月经不调，量少，经前心烦易怒，舌苔薄黄。治疗上宜调理冲任。

小偏方：枇杷茶

【原料】枇杷叶10克，淡竹叶10克，生槐花10克，白茅根30克，杭菊花5克，嫩桑叶5克。

【用法】放入茶杯内，用沸水浸泡15分钟，可频饮。

【功效】清泄肺胃之热、通利脏腑、散结陈湿，特别适用于肺经风热引起的青春痘。

小偏方：陈皮茯苓普洱茶

【原料】陈皮10克，茯苓10克，熟普洱10克。

【用法】水煎，代茶饮。

【功效】适用于痰湿凝滞型，健脾化湿。

其实，多数人在青春期过后就不会再大面积长痘痘了，有时会在熬夜或是进食刺激性食物后，偶尔冒出几颗。所以，并不需要特殊的药物治疗，关键是在卫生清洁的基础上，调理饮食和情志。多喝水，饮食以清淡为主，多食用富含维生素的新鲜蔬菜、水果和粗纤维食物，如多吃白萝卜、荸荠、牛蒡、白菊花、薄荷等，这类食物能够加强肺部的代谢，补充体内的维生素和矿物质，保持大便通畅。

注意面部和手部的卫生，选用适合油性肤质的洗面奶清洁面部，避免用碱性肥皂和含动物油、矿物油的化妆品，使用质地清爽的补水产品或是有控油作用的护肤品；做好防晒工作，避免紫外线长时间照射。

如果青春痘极其严重，面部出现严重的皮肤红肿现象，有发炎征象，应及时去皮肤科就诊，检查是否为痤疮短棒菌苗或白色葡萄球菌感染所致。若是，应系统性使用四环素类或红霉素类药物抗感染治疗，抑制皮脂腺功能，显著减少皮脂分泌及黑头粉刺的形成。若为真菌感染，应选用外用抗真菌性药物。青春痘并不可怕，但也不可大意，关键在于平时的预防和护理。

食疗、外敷治疗黄褐斑

黄褐斑是一种面部色素代谢异常的皮肤病，起病缓慢，多见于中青年女性，好发于额、眉、颊、鼻头、唇上等部位。其因发生在面部，影响容貌的美观。虽然患者局部一般无自觉症状，但若常年不愈，可伴发月经不调、失眠恼怒以及内分泌紊乱等并发症，损伤女性的身心健康。

外界刺激、代谢异常、劣质化妆品、母体孕产等都会导致黄褐斑的发生。

中医学称此病为"面尘""肝斑""黧黑斑"，认为其与肝、脾、肾三脏失调有关。

肝郁气滞型

这类患者常常因情志不畅而诱发，表现为胸闷嗳气，两胁胀痛，心烦易怒，失眠多梦，面色晦暗，经前多会出现乳房胀痛不适，痛经，经色紫黯夹有血块，舌黯苔薄黄。治疗上宜疏肝解郁，理气消斑。

肝脾不和型

这类患者常常表现为胁腹胀满或窜痛，善太息，急躁易怒，食欲缺乏，腹胀便溏，因情志波动而引发腹痛腹泻，舌苔白腻。治疗上宜调理肝脾，化瘀消斑。

肝肾阴虚型

此类患者常常表现为头晕耳鸣，腰膝酸软，五心烦热，潮热盗汗，咽干口燥，月经先期，量少色黑，舌红苔少。治疗上宜滋养肝肾，养血和血。

瘀血不畅型

此类患者常常表现为两胁胀痛，时有刺痛，伴头晕头痛，月经量少或闭经，色黑有瘀块，面色黧黑，舌红，两边有瘀斑。治疗上宜疏肝理气，活血化瘀。

色斑的出现，其实是脏腑功能逐渐衰退的征象。所以，适龄女性都应该做到提高警惕，加强预防和护理。

小偏方：薏仁莲子粥

【原料】薏苡仁150克，莲子50克，大枣5枚，冰糖少许，冷水1000毫升。

【用法】将薏苡仁洗干净后冷水浸泡3个小时，莲子去心，大枣去核；用冷水将薏苡仁煮沸后加入莲子和大枣，焖煮熟烂，加适量冰糖熬成粥状即可。

【功效】美白保湿，顾护脾胃，滋养皮肤，消除色斑。

另外，可以外敷蜂蜜对面部皮肤进行护理。具体方法是，将蜂蜜、甘油、面粉、水，以1∶1∶1∶3的比例，混合调膏敷于面上，静待20分钟后，用清水洗去，此法可使皮肤嫩滑细腻，除去皱纹及色斑；或取蜂蜜1匙，鲜蜂王浆1匙，鸡蛋清1个，加入适量水调成糊状，涂于面部，30分钟后用温水洗去，再用鲜蜂王浆1克加少许甘油调匀涂于面部，每周1次，此法对清除脸部色斑及暗疮特别有效。现代药理研究发现，蜂蜜能够美白、抗皮肤老化、抗自由基氧化和抑制酪氨酸酶活性，减少皮肤黑色素的生成，能吸收紫外线，消除黄褐斑，且具有抗细菌及病毒、抗真菌、抗肿瘤、抗辐射、消炎、止痛、促进组织愈合和调节免疫功能等作用。

平时注意防晒防尘，避免强烈紫外线的直射，加强皮肤的保湿，减少面部水分流失，保证充足的睡眠和舒畅的心情，谨防过度疲劳和忧思恼怒，调整饮食结构，做到均衡营养。多吃富含锌、钙的食物，如玉米、扁豆、黄豆、萝卜、扇贝和牛奶，以加速蛋白质的合成和细胞再生。

核桃桑葚黑豆粥治疗脱发

现代社会，迫于生存的环境和压力，越来越多的年轻人出现了大片状脱发的现象，特别是脑力工作者，以城市中白领阶层的发病率最高。人们将此病称为"鬼剃头"，从医学角度而言，这种头部突然发生圆形或椭圆形大小和数目不等、边界清楚的脱发的疾病叫做斑秃，是一种良性、非瘢痕性的脱发，起病急骤，病程缠绵，一般无自觉症状，有自愈倾向，但容易复发。

斑秃发病机制尚不明确。西医学对斑秃的研究仍在进展中。中医认为斑秃属于中医学中"油风"的范畴，古代文献中，对此病的病因病机及症状特征多有记载。古人认为此病主要因先天禀赋不足，肝肾及气血亏虚，或因血虚风燥、血瘀阻络，发窍失养而引起，七情失调、饮食不节、劳倦过度、久病重病等均可造成五脏六腑虚损，气血失调，而导致毛发失养。其病变在毛发，病位在脏腑。肝藏血，发为血之余；肾主骨藏精，其华在发；脾胃运化水谷精微化生精血，故与肝、肾、脾三脏关系最为密切。中医治疗手段多样，药物内服以补益肝肾及益气养血润燥为主，可配合外治、针刺等多种方法。常见辨证分型有以下几种。

血热生风型

此类患者常常表现为突然成片脱发，偶有头皮瘙痒或蚁走感，或伴有头部烘热、急躁不安，手足蠕动或瘛疭，形体消瘦，神疲倦怠，齿干唇裂，舌红苔少。治宜凉血息风。

肝郁血瘀型

此类患者常常表现为脱发前先有头痛、头皮刺痛或胸胁疼痛等自觉症状，继而出现斑片状脱发，久之则头发全秃。常伴有失眠多梦，烦躁易怒，或胸闷不畅，胸痛胁胀，喜太息，舌质紫黯或有瘀斑，舌黯苔少。治宜疏肝解郁。

肝肾不足型

此类患者往往得病日久，平素头发枯黄或灰白，发病时头发呈大片均匀脱落，甚或全身毛发尽脱，或有脱发家族史。常伴有腰膝酸软、头晕目眩、耳鸣耳聋、遗精滑泄、失眠多梦、畏寒肢冷，月经量少，舌淡苔薄或苔剥。治宜补益肝肾。

脾肾两虚型

此类患者往往得病日久，平素面色淡白或萎黄，神疲乏力，气短懒言，头晕眼花，嗜睡或失眠，腰膝酸软，纳少腹胀，便溏尿多，舌质淡红有齿痕，苔薄白。治宜健脾养血。

虽然多数斑秃患者并无身体不适，但年纪轻轻，被脱发所困扰，会引起情志抑郁，影响正常生活。对于高发人群来说，预防和护理显得尤为重要。

小偏方：核桃桑葚黑豆粥

【原料】核桃仁100克，桑葚150克，黑芝麻100克，黑豆100克，黑糖50克。

【用法】将上述食材放入锅中，微火炒至炸花，待凉后，用粉碎机粉碎过筛，留取细末。再入锅中微火翻炒一遍，待熟透，拌入黑糖，每天冲服3勺。

【功效】补脾益肾，乌须黑发。

脱发患者平时应保证充足的睡眠和愉悦的心情，减轻精神压力，消除心理障碍，避免过度疲劳和忧思，补充维生素和微量元素。在饮食结构上，补充铁质，多食用黄豆、黑豆、蛋类、带鱼、虾、熟花生等；补充植物蛋白，多吃大豆、黑芝麻、玉米等；多吃含碱性物质的新鲜蔬菜和水果，少吃肝类、肉类、洋葱等酸性物质含量多的食物；补充碘质，以增强甲状腺的分泌功能，如多吃海带、紫菜、牡蛎等；补充维生素E，多吃鲜莴苣、卷心菜、黑芝麻等。

首乌酒治疗少年白发

　　少年白发是指由于毛发黑色素细胞功能过早衰退而出现的头发变白的疾病，其发病人群是不足35岁者，民间俗称"少白头"。现代社会，少年白发的患者越来越多，且低龄化趋势越发显著。从医学角度而言，少年白发分为先天性和后天性，前者因遗传而起，后者的发病机制则多复杂。

　　西医学认为，过早出现白发，与遗传因素、营养不良、精神刺激、早衰、内分泌紊乱以及全身慢性消耗性疾病等有关。缺乏运动，空气污染也是"少白头"的诱因和加重因素。

　　中医学认为，肝藏血，发为血之余，肾主骨，其华在发，故头发的生长与先天肾气、肝肾精血密切相关。如果先天不足，后天失养，脏腑功能虚弱，气血阴阳亏虚，无以充养毛发，则白发早生。忧愁思虑、脾失健运、气血生化无源，或劳神过度、失眠多梦、耗伤阴血，皆可伤及五脏，虚损气血，使头发失去温煦濡养。因此，少年白发多责之肝肾，与心脾等有关。肝肾不足的须发早白，多见头晕目眩、腰膝酸痛、面容枯槁、耳鸣耳聋等症状。治疗方法以补肝血、补肾气为主，兼及顾护脾胃，健脾益气，疏肝解郁。

小偏方：首乌酒

【原料】制首乌50克，桑葚50克，黄精30克，熟地黄30克，当归20克，枸杞30克。

【用法】取白酒5～10斤，将上述药材加入酒中浸泡3周，每天饮用约30毫升即可。（生首乌有毒，用量过大会造成一定程度的肝肾功能损害，所以要在正规药店购置经过九蒸九晒的制首乌。）

【功效】乌发润肤，补血益精。

　　少年白发，病程长，见效慢，需要坚持治疗。此外，适当按摩头皮，每日睡觉前和次日起床后，用双手的指头插入发中，自前额经头顶到枕部，来回揉搓数分钟，可促进血液循环，改善头部营养的供应，也有一定乌发生发功效。

桑叶薄荷水治疗干眼症

　　干眼症是一种慢性眼表疾病，指各种原因引起的泪液质和量或动力学异常，导致泪膜不稳定和眼表组织病变，并伴有眼部不适症状的一类疾病的总称。

　　干眼症属于中医学中"白涩症""神水将枯"症的范畴。此病古人多从"燥"治，因燥邪损伤气血津液，致其亏虚不能上荣于目，目失濡养而出现目干涩等症状。临床上将其分为以下几种证型。

痰瘀互结型

　　此类患者多表现为眼涩疼痛，伴有食少腹胀，大便稀溏，口干或黏，月经量少，舌黯或有瘀斑，苔白腻或黄腻。治疗上宜健脾活血，化痰消瘀。

湿热壅滞型

此类患者多表现为眼涩不爽，畏光多眵，视物不清，伴有便干，溲黄，舌红，苔黄腻。治疗上宜清热利湿，行滞消壅。

脾胃气虚型

此类患者多表现为双目酸胀，视物模糊，伴有神疲乏力，气短懒言，舌淡红，苔薄。治疗上宜健脾益气，养胃补虚。

阴血不足型

此类患者多表现为双目干涩，伴有口干，咽干，大便干，夜寐多梦，舌红少津。治疗上宜滋阴平肝，养血益精。

对于近年来不断增多的轻微干眼症患者，预防和护理才是首要措施，特别是针对长期在封闭干燥的环境中，伏案对着电脑的工作者，或是在空调室内保持同一姿势开车的人群，尤为关键。

小偏方：桑叶薄荷水

【原料】芒硝30克，桑叶10克，薄荷3克，谷精草10克。
【用法】取上药，加水600毫升，煎煮后去渣取汁，用小毛巾蘸水敷眼部，一次15分钟为宜。
【功效】清肝明目，去火退翳。

改善干眼症患者的工作和生活环境，尽量减少空调及暖风的使用，定时开窗通风，维持适宜的房间湿度。同时，保证充足的睡眠，使眼睛休息，避免用眼过度，定时做眼保健操，以增加瞬目次数，使眼球暴露于空气中的时间减少，降低并避免泪液的蒸发量。

四方治疗口臭

　　口臭又叫做口气，是指口中有闷臭难闻的异味。随着生活水平的提高，越来越多的人被口臭困扰，在工作交往中，显得尤为尴尬。但是，很少有患者会因为口臭而就诊，往往是通过嚼口香糖或喷口腔清新剂等方法来清爽口气，其实这只能暂时抑制住口中的异味，治标而不治本。虽然患者一般无其他的自觉症状，但口臭其实是身体机能变化的一种征象，若长期忽略口臭，会导致其他疾病的延误治疗。

　　我国传统医学中将口臭称为"出气臭""臭息"。中医学认为，口臭主要因脏腑功能失调、胃热熏蒸所致，多归属于胃热证、胃阴虚证，因思虑过度，劳伤心脾，心脾积热，大便不通，火性炎上，或肾阴不足，不能滋养胃阴，胃阴不足，虚火上炎所致。其病位主要在脾胃，与心、肝、肺、肾也有密切的关系。中医辨证论治将口臭分为以下几种证型。

胃腑积热型

此类患者素有便秘，口干口臭，兼见面红身热，心烦不宁，脘腹胀满，大便干结，小便短赤，舌红苔黄。治宜通腑泄热，行滞通便。

湿热内蕴型

此类患者往往有长期饮酒史，表现为口气臭秽，兼见嗳气吞酸，头晕身重，胸闷不舒，大便黏滞不爽，小便短赤，舌苔厚腻。治宜清热利湿，行气导滞。

饮食停滞型

此类患者多因饮食不节而引起，表现为口气臭秽，兼见脘胀不适，嗳腐酸臭，纳差，大便臭如败卵，夹有不消化食物，舌苔厚腻。治宜健脾消食导滞。

脾虚湿滞型

此类患者多表现为口臭纳呆，兼见胃脘胀痛，乏力身困，便秘或大便溏稀，舌淡胖，边有齿痕，苔白腻。治宜补气健脾，化湿行滞。

胃阴亏虚型

此类患者多表现为口干口臭，兼见咽干口燥，心烦失眠，手足心热，饥不欲食，大便秘结，舌红苔少。治宜养阴清热，益胃生津。

小偏方：藿香茶

【原料】藿香5克，薄荷3克，佩兰5克，降香5克，苦荞10克。

【用法】将上药置于玻璃杯中，煮沸水冲泡10分钟，或沸水冲泡15分钟饮服。

【功效】芳香除臭，清利湿热。尤其适用于因湿浊困脾、浊气上泛而致口臭者。

饮食结构上，减少高脂肪、高糖、高蛋白质饮食的摄入；多吃富含维生素的食物，如西瓜、苹果、柑橘、香蕉等；多吃粗粮，如番薯、玉米、萝卜等；

多吃新鲜蔬菜，保持大便通畅；少吃或不吃肥甘厚味辛辣之品，少抽烟喝酒，防止湿热内生。多饮水，水中的氧气可起到抑制厌氧菌的作用。生活习惯上，掌握正确的刷牙方法，使用牙线、牙间隙刷、漱口液和口腔清新剂，保持良好的口腔卫生。

小偏方：咸鱼头豆腐汤

【原料】咸鱼头1个，豆腐数块，生姜1片。

【用法】洗净所有材料，咸鱼头斩件稍煎后与生姜同放入煲内，加入适量清水用猛火滚约半小时，放入豆腐再滚20分钟便可。

【功效】咸鱼头味甘兼具清热作用，而豆腐性凉，有清热解毒之效，对于口腔溃疡、牙龈肿痛、口臭及便秘等都甚有功效。

小偏方：桂菊茶

【原料】桂花、菊花各6克，

【用法】将桂花、菊花用开水冲泡，每天一剂分两三次冲泡饮用。

【功效】适用于胃热上蒸型口臭患者，有芳香清胃的效果。

小偏方：黄瓜粥

【原料】黄瓜50克，大米100克。

【用法】黄瓜去皮切片，与大米同煮粥，随意服食。

【功效】专治肝火盛或内湿引致的口臭。

花椒蒜醋液治疗甲癣

　　甲癣，俗称灰指甲，因病甲失去光泽、增厚灰白而得名。从医学角度而言，甲癣是一种由皮肤癣菌引起的常见的足部真菌感染性疾病，又称为甲真菌病。其特点是起病缓慢，病程持久，具有传染性，且顽固难治，多发生在温暖、潮湿地区。多数先从甲的游离端或两侧开始，单个发病，后蔓延扩展，常在数年后累及整个甲板，表现为病甲增厚呈灰白色，逐渐发黄变黑，甲面不平，甲缘不齐。

　　甲癣属于中医学中"鹅爪风"的范畴。癣的病因是湿热虫毒，其发病与风、湿、热邪的浸淫有关。毒邪日久蔓延至甲板，湿毒内聚，气血凝滞，爪甲失去荣养；或外感虫邪，血虚风燥，瘀阻脉络，肌肤失养，血不荣甲；或肝血亏虚，无以濡养爪甲而成。故治疗以清热燥湿、杀虫祛风为主，兼以滋阴养血补肝。

　　甲癣常常由手足癣直接蔓延而成，所以，积极治疗手足癣、体癣及股癣是预防甲癣的关键。花椒蒜醋液对甲癣疗效明显。甲癣患者可用中药泡醋进行护理。原料：花椒30克，独头紫蒜15枚，白醋1瓶。用法：将花椒及独头紫蒜捣碎，加白醋500毫升，浸泡半月。倒出适量浸泡液，用棉签蘸取外擦。方中花椒性温，有温中散寒、除湿、止痛、杀虫、止痒之效，用于脘腹冷痛、呕吐泄泻、虫积腹痛等，外治煎汤熏洗可治湿疹瘙痒。《神农本草经》记载花椒"主邪气咳逆，温中，逐骨节皮肤死肌，寒湿痹痛，下气"。大蒜辛温，具有健胃、止痢、止咳、杀菌、驱虫等功效，《本草拾遗》曰"去水恶瘴气，除风湿，破冷气，烂痃癖，伏邪恶；宣通温补，无以加之；疗疮癣"。

　　日常生活中，应保持环境清洁干燥，常开窗通风。注意个人卫生，养成勤洗手、勤洗脚、勤剪指甲的好习惯，经常晾晒被褥，勤换衣袜。毛巾、拖鞋、脸盆等应专人专用，定期消毒，避免与家人交叉使用，外出住宿最好使用个人卫生用品。尽量不去卫生条件差的公共澡堂或浴足堂，以免被传染。不要在指甲上使用劣质的化学用品。

荷叶乌龙茶治疗肥胖症

现今，随着人们生活水平的提高，肥胖症患者越来越多。肥胖是指人体的能量摄入大于能量消耗，多余的能量在体内转变为脂肪，大量蓄积后致使体重超过正常值20%以上。世界卫生组织计算标准体重的方法，男性为（身高厘米数-80）×70%，女性为（身高厘米数-70）×60%。肥胖症患者平时里多气虚懒言、嗜睡倦卧、四肢无力，稍一活动会出现头晕心悸、气短多汗等表现。肥胖不仅影响外貌形态，不利于社交生活，而且容易引起多种疾病，如糖尿病、脂肪肝、胆囊炎、高血压、冠心病以及癌症等，女性常出现月经不调、不孕不育、更年期综合征等并发症，严重有损人体的健康和寿命。

遗传与体质因素、饮食与运动因素、精神与情志因素都可引起肥胖。中医学认为，肥胖病与禀赋异常、饮食不节、过度安逸、情志失调有关，又因平素缺乏锻炼，久卧久坐，以及年老阳虚所致。其病多为本虚标实之证。本虚以脾肾气虚为主，兼见肝胆疏泄失调。标实以膏脂、痰浊为主，常兼有水湿、血瘀、气滞。应补虚泻实，平衡阴阳，其中以健脾祛湿为治疗大法。临床上将肥胖症分为以下几型。

脾肾两虚型

此类患者主要是因为先天不足，肾阳不能温煦脾土所致。兼见困倦无力、腰酸腿软、阳痿阴冷、舌淡苔薄等。治疗宜补脾固肾，温阳化湿。

脾虚湿阻型

此类患者主要是因为脾失运化，不能化气行水，湿浊内聚所致。兼见疲乏少气、肢体困重、尿少、纳差、腹满、舌淡苔腻等。治疗宜健脾益气，祛痰化湿。

肝郁湿阻型

此类患者主要是因为肝胆疏泄失于调畅，气机升降失常，化湿无力所致。兼见胸胁苦满、胃脘痞满、月经不调或闭经、失眠多梦、舌质色黯等。治疗宜疏肝清热，理气化滞。

胃热湿阻型

此类患者主要是因为饮食所伤，生湿化热，湿热积于胃肠耗伤津液。兼见头晕头涨、消谷善饥、肢重困楚、倦怠无力、口渴喜饮、舌苔腻微黄等。治疗宜祛痰化湿，通腑泄热。

气滞血瘀型

此类患者主要是因为长期劳累或郁怒，或是久食肥甘厚味，痰瘀渐生，阻滞脉络所致。兼见头昏、头涨、头痛、腰痛酸软、五心烦热、舌尖红苔薄等。治疗宜活血化瘀，理气通络。

中医减肥，治疗手段多样。服用中药汤剂，可辩证地祛痰湿、健脾胃、活血行气，有效地调理身体脏腑功能。此外，针灸拔罐减肥能够疏导局部经络以排除体内毒素，促进新陈代谢；按摩减肥法可加快血液循环和脂肪燃烧，特别适用于麒麟臂、啤酒肚；点穴疗法即通过按摩身体的穴位改善内分泌功能，最适宜局部减肥，特别是肌肉丰厚的背部和腿部。日常生活中可服用荷叶乌龙茶，利尿消肿，降脂减肥。

小偏方：荷叶乌龙茶

【原料】荷叶10克，乌龙茶叶5～10克。

【用法】将荷叶、乌龙茶叶泡茶。三餐饭前、饭后各饮用1次。

【功效】轻身减肥、清暑利湿、开胃消食、利尿通便、凉血止血等。

总之，无论是何种病因导致的肥胖症，都应该做到药物、饮食、体育锻炼等多种治疗措施相结合。饮食以高营养低能量为原则，多吃粗纤维食物、绿叶蔬菜、新鲜水果、豆乳制品和含高蛋白的水产品，如冬瓜、黄瓜、萝卜、豆芽、豌豆苗、黑木耳、魔芋、土豆、玉米、麦芽等。此外，有针对性地进行体育锻炼，积极预防和治疗肥胖症。

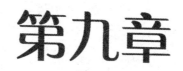

第九章

好心情，
养出美丽温柔女人

银耳莲子粥治疗焦虑症

人们对环境中一些即将来临的、可能会造成危险和灾祸的威胁或者要做出重大努力的情况进行适应时，主观上出现紧张和一种不愉快的期待，这种情感就是"焦虑"。当其程度严重时，则变为惊恐。焦虑是一种很普遍的现象，在考试、登台演讲或表演、会见重要人物前，都常有焦虑的体验。焦虑使人不快，常驱使人避开引起焦虑的事物，且这种焦虑反映一般在事过境迁后就可以解除。因此，从心理学上看，焦虑具有保护性意义，但过度的、无端的焦虑则被视为医学问题。

中医认为焦虑症属于中医情志病范畴，与中医七情中的"惊""恐"相近，因此，焦虑症中医应命名为"惊恐证"。焦虑症主要与心、肝、肾三脏关系密切，尤以肝为主。而肝郁气滞是本病的病理关键。

中医把焦虑症分为心脾两虚、阴虚火旺、肝气郁结、心神不宁、气郁化火、痰热上扰六种常见的证型。

心脾两虚型

精神心理症状以心血管系统症状与失眠为主，多以心悸、胆怯、心慌不安为主，而昏倒感、心搏脱感少。失眠主要以难以入睡、易醒、睡眠不深、多梦为主，而夜惊、醒后感疲倦的症状要较前面轻，紧张多为有莫名紧张感，不能放松甚至感到不安。

阴虚火旺型

精神心理症状为认知功能与抑郁心境症状突出，以注意力不能集中、记忆力差、丧失兴趣、对以往爱好缺乏快感为主，伴有失眠、害怕、肌肉系统症状如肌肉酸痛、四肢困倦不适等，自主神经系统症状如潮热汗出、口干等以及行为的异常表现。

肝气郁结型

精神心理症状特征概括为，在感觉系统症状中以视物模糊、发冷发热为主；紧张不安、情绪反常、易哭、易疲劳；同时还有抑郁心境如早醒、昼重夜轻、叹息、兴趣丧失等；呼吸系统症状如胸闷、叹息等；胃肠道症状如嗳气，伴有消化不良、口干等症状。

心神不宁型

主要为紧张，多为情绪反常、易哭、颤抖、感到不安、血管跳动感、昏倒感、心搏脱漏；害怕黑暗、陌生人及一人独处；会谈时行为多表现为紧张不能松弛，忐忑不安，咬手指，紧紧握拳，摸弄手帕，面肌抽动，不停顿足，手发抖、皱眉，表情僵硬，肌张力高，叹息样呼吸，面色苍白；可伴有视物模糊，发冷发热，口干，面色潮红、苍白的感觉。

气郁化火型

精神心理症状特征概括为，会谈时行为表现以生理表现为主，如心率呼吸加快，瞳孔放大，眼睑跳动，易出汗，眼球突出；常有紧张感，易疲劳，不能放松，情绪反应明显；伴有肠鸣、腹泻、体重减轻、便秘等，以及多梦、梦魇、注意力不能集中、记忆力差的失眠与认知功能症状。

痰热上扰型

精神心理症状特征概括为，担心、担忧的焦虑心境症状突出，心动过速、心悸；与人会谈时感到紧张不能松弛，忐忑不安，咬手指，紧紧握拳，摸弄手帕，面肌抽动；肌肉抽动，肢体抽动，牙齿打战，声音发抖；感到紧张、颤抖与不安；失眠多梦、梦魇，夜惊、醒后感疲倦；伴有感觉系统症状、胃肠道症状。

对于焦虑症，西医医生一般会开一些抗焦虑的药物，副作用比较大。中医养生食疗可以喝银耳莲子粥。

小偏方：银耳莲子粥

【原料】银耳20克，莲子20克，大米50克，黄花菜20克。
【用法】将上述食材洗净，用清水将银耳、黄花菜泡发，把黄花菜切成短节，连同大米、莲子一同置锅中，加水中量，煮粥食用。
【功效】养心安神，解郁除烦。

对于焦虑症的患者其实不要过度地关心，那样相当于给他贴了一个焦虑症的标签。要适度地关心和照顾，让患者做一些力所能及的事情，转换患者的注意力；家属要保管好药物，并督促病人服药治疗。若大量服用抗焦虑药会有一定的危险性，因此由家属保管药物会更安全；多吃蔬果，补充维生素C，提高身体免疫力；多吃主食补充糖类，糖类可以帮助增加血清素，促进增加愉悦感；多吃对肝脏有益的食物，增加愉悦感。

艾灸、食疗治疗失眠

　　失眠是以睡眠时间不足，睡眠深度不够及醒后不能消除疲劳、恢复精力为主要特征的病症。失眠虽不属于危重疾病，但常妨碍人们正常生活、工作、学习和健康，并能加重或诱发心悸、胸痹、眩晕、头痛、中风等病证。顽固性的失眠，给病人带来长期的痛苦。

　　情志所伤，心火内炽，肝郁化火，或由思虑太过，损伤心脾，神不守舍，会导致失眠；饮食不节，过饥或过饱，均会导致失眠，中医常讲"胃不和则卧不安也"；病后、年老久病、产后失血等，心血不足，心失所养以致失眠；心虚胆怯，暴受惊恐，神魂不安，以致夜不能寐或寐而不酣；素体阴盛，兼因房劳过度，心火独亢；或肝肾阴虚，肝阳偏亢，火盛神动，心肾失交而神志不宁。这些都是导致失眠的重要因素。

　　对于失眠，可以选择艾灸调理。镇静催眠药物多有一定毒副作用，长期服用还导致成瘾，对药物产生依赖甚或失效。艾灸治疗失眠简单、安全又有效，并且无毒副作用，是治疗失眠的最佳方式之一。

取百会穴艾灸3～5分钟，以温热舒适为度。每天1次，7天为1个疗程。灸百会穴可以提神醒脑，放松神经，改善局部微循环，同时可刺激大脑皮层，抑制大脑异常放电，使人达到放松状态而更容易入睡。涌泉穴灸30～60分钟，每天1次，7次为1个疗程。涌泉穴为肾经井穴，灸涌泉穴可滋肾水、降心火，从而促进睡眠。让他人操作，灸着涌泉穴很快就能入睡。

但并不是所有症状都适合艾灸，大部分的失眠都属于心神被扰，这种情况下入睡时往往会感觉到心烦意乱、夜不能寐，这种情况可以选择食疗的方法。

小偏方：柏子仁炖猪心

【原料】柏子仁15克，猪心1个。

【用法】猪心洗净，将柏子仁放入猪心内，隔水炖熟即可。

【功效】养心安神，补血润肠。

当然，除了食疗以外，生活习惯的改变也是一个重要措施。调整睡眠节律，养成恰当的睡眠、觉醒习惯，就是我们常说的"生物钟"。为了提高睡眠质量，一般建议晚上9点～11点入睡，早上起床时间以确保8点以前可以吃早餐为准。若晚上睡得不好，原则上白天不宜补觉，若实在疲劳，可以在中午12点左右午休半小时。

养成良好的饮食习惯。失眠患者要避免饮用大量的咖啡、浓茶等，会影响深度睡眠。睡前不可吃得过饱，也要注意避免大鱼大肉和辛辣刺激性食物，晚餐以清淡、易消化食物为好。

限制无效睡眠。床是温暖的港湾，很多人贪恋床上的舒适，赖在床上的时间非常长。实际上，很多人每天躺在床上的时间足够，但实际睡眠时间很短。例如有人躺在床上8小时，而实际睡眠时间只有5小时，另外3小时属于无效睡眠。无效睡眠越多，睡眠效率越差。不妨试试这样，只在有睡意时上床，如果上床后15～20分钟仍没有入睡，则应立即下床，做些轻松的活动，放松身体与精神，直到出现睡意再上床。

　　睡前小习惯。有的人深夜用手机刷微博、看电视或看网络小说，看得眼睛特别疲劳才入睡，结果导致睡眠时间根本不够，第二天心情很糟糕，不能进入工作状态。周而复始，就造成了手机依赖，不能自然入睡。建议睡前不要让自己处于较兴奋激动的状态，避免看手机；可以选择阅读枯燥的读物，如乏味的教材等。每晚睡前用温水泡脚10分钟，用手帮助按摩足部能有效促进血液循环，有利于睡眠。

桂圆大枣粥治疗心悸心慌

心悸是心中悸动不安的一种自觉症状，俗称"心慌"，多数人在情志刺激、惊恐、紧张、劳倦、饮酒、饱食等情况下，都有过心悸心慌的体验。

现代中医发现，心悸一般由以下原因引发：

体虚。先天禀赋不足，素体虚弱，或久病失养，劳欲过度，气血阴阳亏虚，以致心失所养，发为心悸。

饮食不节，劳倦太过。嗜食膏粱厚味，煎炸烧烤，助生痰湿，扰乱心神而致心悸；或劳倦伤脾，或久坐卧伤气，引起生化之源不足，而致心血虚少，心失所养，神不潜藏，而发为心悸。

七情所伤。平素心虚胆怯，突遇惊恐或情怀不适，悲哀过极、忧思不解等七情扰动，忤犯心神，心神动摇，不能自主而心悸。

感受外邪。感受风寒湿邪气，合而为痹，内舍于心，痹阻心脉，心之气血运行受阻，发为心悸；或风寒湿热之邪，由血脉内侵于心，耗伤心之气血阴阳，亦可引起心悸。

药物中毒。药物过量或毒性较剧，损害心气，甚则损伤心质，引起心悸，如附子、乌头，或西药锑剂、洋地黄、奎尼丁、肾上腺素、阿托品等，当用药过量或不当时，均能引发心悸。

心悸患者应经常保持心情愉快，精神乐观，情绪稳定，避免惊恐及忧思恼怒等不良刺激，防止喜怒等七情过极。饮食有节，进食营养丰富而易消化吸收的食物，适当注意休息，少房事，少进食含动物脂肪多的饮食，忌过饱、过饥，少进咸、辣和酒、烟、浓茶、咖啡等，宜低脂、低盐饮食。心气阳虚者慎过食生冷；心气阴虚者忌辛辣炙煿；痰浊、血瘀者忌过食肥甘；水饮凌心者宜少盐。

生活要有规律，对于病势缠绵，应坚持长期治疗。获效后亦应注意巩固治疗，可服人参等补气药，改善心虚症状，增强抗病能力。积极治疗原发病。症状轻可从事适当体力活动，以不觉劳累、不加重症状为度，避免剧烈活动。重症心悸应卧床休息，还应及早发现变证、坏病的先兆症状，结合心电监护，积极准备并做好急救治疗。

小偏方：桂圆大枣粥

【原料】桂圆10克，大枣10克，大米50克。

【用法】上述食材洗净置锅中，加水中量，煮粥食用。早晚空腹食用。实证表现不可乱加服用。本方不适合体格健壮的人保健，感冒发热、咽喉红痛、大便干燥的患者不宜使用，多怒、脾气急躁、肝火旺者勿服，高血压者慎服。

【功效】健脾补血，养心安神。适用于虚证为主要表现的心悸心慌。

甘麦大枣汤治疗脏燥

我们所说的更年期综合征，相当于中医里的脏燥症，但脏燥症的内涵要远远大于更年期。"脏燥"，这样的疾病一般都会表现为悲伤欲哭，出现心病，此时的女性和之前判若两人，又容易出现打呵欠、伸懒腰，一副慵懒之象。

脏燥属于现代医学"癔症"范畴。癔症，又叫"歇斯底里症"，是神经官能症中的一种类型。本病患者多具有易受暗示、感情用事、富于幻想和好表现自己等性格特点，常由于精神因素如激动、惊吓、委屈、悲伤等而突然起病，出现各种躯体症状或精神障碍。

本病是以精神情志异常为主的病证，可发生于妇女各个时期，与病人的体质因素关系密切，易发于阴液不足之体，如平素体质虚弱，而多忧愁思虑或因病后伤阴、因产后出血，致使精血内亏，五脏失于滋养，五志之火内动，上扰心神所致。脏燥的临床症状多种多样，主要有以下几种证型。

心血不足型

主要临床表现：神疲恍惚，喜怒无常，呵欠频频，心烦不安，心悸失眠。舌淡薄，脉细弱无力。治法以养心安神、甘缓和中为主。

阴虚火旺型

主要表现为：心烦易怒，夜寐久安，梦多善惊，坐卧不定，时悲时笑，溲赤便秘。苔黄舌红，脉细数。治法：以滋阴降火，平肝清心。

痰火上扰型

主要表现为：心胸痞闷，喉中痰黏，烦乱即怒，甚则狂怒，殴打扯衣弃物，或意识不清，语无伦次。苔黄腻，舌红，脉濡数。治法：清热涤痰，安神开窍。

肝肾不足型

主要表现为：神志恍惚，无故悲伤喜哭，不能自控，呵欠频频，彻夜不寐，轰热汗出，心悸神疲。苔薄，脉细。治法：补益肝肾，平调阴阳。

脏燥症患者在放松精神的同时，可以服用甘麦大枣汤。饮食调养上要忌辛辣刺激性食物，平时常服清淡滋阴食品，如银耳、百合等。

小偏方：甘麦大枣汤

【原料】甘草10克，淮小麦100，大枣10克。

【用法】将上述食材洗净，加水500毫升，大火煮开，改小火煎至200毫升服用。服法：早晚温服。功用：养心安神，和中缓急。

【功效】主治脏燥。症见精神恍惚，常悲伤欲哭，不能自主，心中烦乱，睡眠不安，甚则言行失常，呵欠频作，舌淡红苔少，脉细微数。

　　方中小麦为君药，养心阴，益心气，安心神，除烦热。甘草补益心气，和中缓急，为臣药。大枣甘平质润，益气和中，润燥缓急，为佐使药。

　　脏燥症患者宜清淡饮食，适当运动。每天坚持温水泡脚，按揉足三里穴和三阴交穴。本病之发生与素体脏虚、阴液不足有关，平素宜服滋阴润燥之品，忌服辛苦酸辣之物，以免灼伤阴液，导致阴虚火旺，热扰心神。生活要有规律。本病在药物治疗过程中可配合精神心理疗法，要注意缓解紧张情绪，为患者创造一个舒适、轻松的环境。当脏燥患者发病时，首先要控制其言行，让患者镇静下来，以免发生意外，严重时要立即送医院。

茯神百合饮治疗抑郁

抑郁是以心境低落为主症的精神状态。正常人在某些时候会出现郁闷、忧伤、沮丧、缺少快乐、心情不佳等短暂的抑郁情绪，属于所谓的人之常情。这种抑郁状态具有明显的情境性，就是说往往是某些特定事件或情境引发了这种情绪，而随着时过境迁，抑郁情绪就会淡化和消失。抑郁性神经症则属于病态，表现为人在大多数时间里感到心情沉重、沮丧、暗淡，对工作缺乏兴趣和热情，缺乏信心，并伴有躯体症状，如睡眠障碍、头痛、背痛、四肢痛、胃部不适、精神不振、疲乏等，有时也可能产生轻生的念头。此类抑郁发作与生活事件和性格都有较大关系。而抑郁症则是一种以情感持续性低落为基本特征的精神病。其主要症状表现为，持久的情绪低落，思维迟缓以及言语、行为的减少，并伴随有明显的精神运动阻滞，有自罪观念、妄想和幻觉，患者的自知力严重缺失，不承认自己有病，甚至有躁狂的发作史。

　　一般抑郁状态、抑郁性神经症与抑郁症的区别是非常明显的，不能混为一谈，不要看到谁"抑郁了"就随便给人扣"抑郁症"的帽子。

造成抑郁的原因

　　一、社会心理因素。随着人们的生活水平提高，生活节奏也在不断地加快，随之而来的生存压力与竞争压力也逐渐加大。暴涨的物价、不断提升的医疗费用、就业的问题、子女教育问题、父母赡养的问题等等，这些实际问题时刻压抑着人们，使其长时间地处在高度紧张的状态，就容易诱发人的悲观情绪，为抑郁产生的重要因素。

　　二、个人心理因素。一般认为外向型的人开朗、热情、爱说话、善交际，不容易抑郁；而内向型的人沉默寡言、自闭、爱独处、不愿意交流，则是抑郁病症的高发人群。其实现代社会很多看似外表乐观开朗的人往往更容易患上抑郁症，很多搞笑的明星段子手都有抑郁倾向，有人形象地说这些看似乐观的人患抑郁是"把自己当成了祭品放在了祭台上"。

　　现代抑郁症被中医称为"郁症"，抑郁症的原因有多种，包括人的脏腑功能紊乱，肝气郁结逐渐引起五脏气机不和。肝脏喜欢抒发与条达，恶抑郁，若患有抑郁症，则肝脏疼痛，心情堵塞。郁症的主要表现为心情抑郁，心神不宁，胁肋胀痛，或易怒善哭，以及咽中如异物梗阻、失眠等各种复杂症状。

脾肾阳虚型

　　主要表现为在情感抑郁等症状的基础上，兼见嗜卧少动，惊恐多疑，自责自罪，甚或有轻生厌世的意念或行为，消瘦乏力，腹胀便溏。

心脾两虚型

　　主要表现为在情感抑郁等症状的基础上，兼见心悸易惊，失眠健忘，自觉思维迟钝，工作或学习效率下降，有自责自罪及疑病倾向，消极缄默。

肝虚气滞型

表现为情感抑郁，悲观失望，忧心忡忡，兴致索然，面容愁苦，沉默寡言，其情感变化有昼重夜轻的特点，如白昼抑郁，入夜稍缓或兴奋，甚或判若两人。

小偏方：茯神百合饮

【原料】龙齿30克，石菖蒲10克，柏子仁10克，茯神30克，百合15克。

【用法】将上药洗净，加水500毫升，煎取300毫升，代茶饮用，两顿服下。

【功效】镇静安神，养阴除烦。